U0189462

Tibial Plateau Fractures
胫骨平台骨折

原著 [美] John T. Riehl   主审 张世民 周智勇   主译 王振海

中国科学技术出版社
·北京·

图书在版编目（CIP）数据

胫骨平台骨折 /（美）约翰·T. 里尔 (John T. Riehl) 原著；王振海主译. — 北京：中国科学技术出版社，2024.7

书名原文：Tibial Plateau Fractures

ISBN 978-7-5236-0666-7

Ⅰ. ①胫… Ⅱ. ①约… ②王… Ⅲ. ①胫骨—骨折—治疗 Ⅳ. ① R683.420.5

中国国家版本馆 CIP 数据核字 (2024) 第 080913 号

著作权合同登记号：01-2023-5187

策划编辑	丁亚红　孙　超
责任编辑	方金林
装帧设计	佳木水轩
责任印制	徐　飞

出　　版	中国科学技术出版社
发　　行	中国科学技术出版社有限公司
地　　址	北京市海淀区中关村南大街 16 号
邮　　编	100081
发行电话	010-62173865
传　　真	010-62179148
网　　址	http://www.cspbooks.com.cn

开　　本	889mm × 1194mm　1/16
字　　数	210 千字
印　　张	10
版　　次	2024 年 7 月第 1 版
印　　次	2024 年 7 月第 1 次印刷
印　　刷	北京盛通印刷股份有限公司
书　　号	ISBN 978-7-5236-0666-7/R·3253
定　　价	168.00 元

（凡购买本社图书，如有缺页、倒页、脱页者，本社销售中心负责调换）

Elsevier (Singapore) Pte Ltd.

3 Killiney Road, #08–01 Winsland House Ⅰ, Singapore 239519

Tel: (65) 6349–0200; Fax: (65) 6733–1817

Tibial Plateau Fractures

Copyright © 2023 Elsevier, Inc. All rights are reserved, including those for text and data mining, AI training, and similar technologies.

Publisher's note: Elsevier takes a neutral position with respect to territorial disputes or jurisdictional claims in its pulished content, including in maps and institutional affiliations.

ISBN-13：978-0-323-82568-9

This translation of *Tibial Plateau Fractures* by John T. Riehl was undertaken by China Science and Technology Press and is published by arrangement with Elsevier (Singapore) Pte Ltd.

Tibial Plateau Fractures by John T. Riehl 由中国科学技术出版社进行翻译，并根据中国科学技术出版社与爱思唯尔（新加坡）私人有限公司的协议约定出版。

《胫骨平台骨折》（王振海，译）

ISBN: 978-7-5236-0666-7

Copyright © 2024 by Elsevier (Singapore) Pte Ltd. and China Science and Technology Press.

All rights reserved. No part of this publication may be reproduced or transmitted in any form or by any means, electronic or mechanical, including photocopying, recording, or any information storage and retrieval system, without permission in writing from Elsevier (Singapore) Pte Ltd and China Science and Technology Press.

注　意

本译本由中国科学技术出版社独立完成。相关从业及研究人员必须凭借其自身经验和知识对文中描述的信息数据、方法策略、搭配组合、实验操作进行评估和使用。由于医学科学发展迅速，临床诊断和给药剂量尤其需要经过独立验证。在法律允许的最大范围内，爱思唯尔、译文的原文作者、原文编辑及原文内容提供者均不对译文或因产品责任、疏忽或其他操作造成的人身及（或）财产伤害及（或）损失承担责任，亦不对由于使用文中提到的方法、产品、说明或思想而导致的人身及（或）财产伤害及（或）损失承担责任。

Printed in China by China Science and Technology Press under special arrangement with Elsevier (Singapore) Pte Ltd. This edition is authorized for sale in the People's Republic of China only, excluding Hong Kong SAR, Macau SAR and Taiwan. Unauthorized export of this edition is a violation of the contract.

译校者名单

主　审　张世民　周智勇

主　译　王振海

副主译　辛大江　吴成波　李文亮　张成成
　　　　赵　勇　田延超　杨凯钧

译校者　（以姓氏笔画为序）

王世欣　烟台市莱阳中心医院

王绍毅　烟台龙矿医院

王厚君　烟台经济技术开发区大季家医院

王振海　烟台市烟台山医院

王锦程　招远市中医医院

田延超　长岛海洋生态文明综合试验区人民医院

成丽敏　烟台市烟台山医院

曲　光　烟台业达医院

曲洪泉　烟台经济技术开发区大季家医院

朱厚军　烟台市蓬莱人民医院

刘俊涛　莱州市中医医院

刘淑胜　海阳市人民医院

安小春　滨州医学院烟台附属医院

李　磊　烟台龙矿医院

李文亮　烟台市烟台山医院

李雪春　烟台市福山区臧家庄中心卫生院

杨凯钧　烟台市烟台山医院

吴成波　烟台市烟台山医院

吴明吉　烟台市蓬莱第二人民医院

辛大江　烟台市烟台山医院

张　宁　招远市人民医院

张世民　同济大学附属杨浦医院

张代松　烟台市蓬莱人民医院

张永春　山东省栖霞市中医医院

张成成　烟台市烟台山医院

陈文韬　首都医科大学附属北京友谊医院

林树忠　烟台桃村中心医院

周智勇　烟台市烟台山医院

赵　勇　烟台市烟台山医院

胡孙君　同济大学附属杨浦医院

姜志辉　海阳市人民医院

姚　翔　镇江市第一人民医院

徐爱贤　招远市人民医院

蒋玉贵　烟台市烟台山医院

程云峰　海阳市中医医院

藏夕梁　中国人民解放军联勤保障部队第九七〇医院

魏学磊　天津市天津医院

内容提要

　　本书引进自 Elsevier 出版集团，由国际知名骨科专家 John T. Riehl 博士领衔编写，是一部关于胫骨平台骨折的专业著作。全书共 9 章，详细介绍了胫骨平台骨折的手术入路、外固定架固定、内固定、伴随软组织损伤和并发症的治疗等内容，各章均包含病例和关键知识点，有助于读者掌握治疗要点。本书内容实用，阐释全面，特别是包括了胫骨平台骨折治疗的新概念、新理论、新技术及其在临床中的应用实践，适合国内广大骨科医师开展胫骨平台骨折相关诊疗工作时借鉴参考。

　　补充说明：本书收录图表众多，其中部分图表存在第三方版权限制的情况，为保留原文内容完整性计，存在第三方版权限制的图表均以原文形式直接排录，不另做中文翻译，特此说明。

原书编著者名单

原 著

John T. Riehl, MD
Orthopaedic Surgery
Texas Bone and Joint
Coastal Orthopaedic Trauma
Dallas, Texas, USA

参编者

J.D. Adams, MD
Assistant Professor
Department of Orthopedic Surgery
Prisma Health
Greenville
SC
USA

Jesse Jay Caballero, MD
Resident
Orthopaedics
Indiana University School of Medicine
Indianapolis
IN
USA

James Gainer, MD
University of Louisville

Brandi Hartley, MD
Program Director, Assistant Professor
Orthopaedic Surgery
University of Louisville
Louisville
KY
USA

Yohan Jang, DO, FAAOS
Assistant Professor
Orthopaedic Surgery
Indiana University, School of Medicine
Indianapolis
IN
USA

Daniel Oscar Johansen, MD
Orthopaedic Surgery
Department of Orthopaedic Surgery
UCLA
Los Angeles
CA
USA

Adam D. Kessler, D.O.
Orthopedic Traumatologist
Deptarment of Orthopedics
Freeman Hospital-West
Joplin
MO
USA

Christopher Lee, MD
Assistant Professor
Orthopaedic Surgery
UCLA
Los Angeles
CA
USA

Travis Parkulo, MD, MS
MD
Orthopaedic Surgery
University of Louisville
Louisville
KY
USA

Cassandra Anne Ricketts, BS, MD
Orthopaedic Surgery Resident
Orthopaedic Surgery
Geisinger
Danville
PA
USA

John T. Riehl, MD
Orthopaedic Surgeon and CEO
Orthopaedic Surgery
Coastal Orthopaedic Trauma
Dallas
TX
USA

Adam A. Sassoon, MD, MS
Associate Professor
Orthopaedic Surgery

UCLA
Santa Monica
CA
USA

Abhijit Seetharam, MD
Resident Physician
Orthopaedic Surgery
Indiana University School of Medicine
Indianapolis
IN
USA

David Seligson, MD
Professor
Orthopedics
University of Louisville
Louisville
KY
USA

Brendan Shi, MD
Resident Physician
Orthopaedic Surgery
UCLA Medical Center
Los Angeles
CA
USA

Jan Szatkowski, MD, MBA
Assistant Professor, Chief of Foot and Ankle
Orthopedic Surgery
Indiana University
Indianapolis
USA

James Widmaier Jr., MD
Physician
Orthopaedic Trauma
Geisinger Medical Center
Danville
PA
USA

中文版序

胫骨平台是胫骨近端的关节面，是膝关节最重要的组成结构之一，起着传导下肢重力负荷、维持关节平衡稳定、提供屈伸运动枢纽的功能。膝关节是人体最大的负重关节，胫骨平台处于膝关节远侧的凹面，在下肢损伤中成为最常受累的部位，这是临床上胫骨平台骨折高发、多发的重要解剖学因素。胫骨平台骨折多数为高能量创伤，在破坏关节软骨面和骨性结构的同时，还引起半月板韧带及皮肤软组织损伤，更严重者则累及周围的血管、神经，危及肢体的成活和功能。因此，胫骨平台骨折的诊治一直是创伤骨科医生的日常工作内容之一，也是体现创伤骨科救治水平和技术能力的重要指标。

近20年来胫骨平台骨折的诊治理念和手术技术获得了巨大的发展，显著提高了临床效果，这主要得益于以下几个方面：一是得益于放射影像技术尤其CT和三维重建技术的广泛应用，使临床医生更容易观察到骨折的全貌，尤其是胫骨平台后侧骨折；二是得益于理论创新，对胫骨平台骨折及其伴发损伤的认识不断深入，如三柱、四象限、十"柱"等骨折分类方法，均从不同的角度反映了骨折的某些特征；三是得益于内固定器材的进步和设计创新，如锁定接骨板排筏螺钉、关节面边缘接骨板、水平带状箍接骨板，以及各式各样的新型内固定器材的设计与使用；四是得益于针对胫骨平台后外侧骨折及其合并类型的深入研究，"百花齐放才是春"，临床医生充分发挥聪明才智，探索提出了多种多样的手术入路、复位技术和内固定方法，如截骨入路、后外侧入路、后内侧倒L形入路、扩大的单切口双间隙入路、前外侧腓骨头上入路及关节镜的使用等。

美国医生John T. Riehl邀请16位同道，共同编著了这部 *Tibial Plateau Fractures*，于2023年由Elsevier出版集团出版。该书作为一部专门介绍胫骨平台骨折的专著，对近年来的新理论、新技术和新进展等进行了概括总结。书中内容图文并茂，精深细致，病例资料丰富广泛，理论技术讲解透彻。更值得高兴的是，该书对我国学者的贡献做了充分的肯定和引用，在国际上传播、推广普及了我国的骨科学成就。

山东省烟台市烟台山医院是一所以骨科见长的三级甲等医院，在创伤骨折的诊治方面具有丰富的经验。该书中文版由烟台山医院骨科主任王振海教授牵头，周智勇主任等国内一批年富力强、精通英文、对胫骨平台骨折具有丰富诊治经验的中青年专家，分工合作，共同翻译。在翻译中的遇到疑难和困惑，大家也曾与我交流讨论，力争准确理解、正确翻译，做到信、达、雅。

"问渠哪得清如许，为有源头活水来。"相信该书的翻译出版，必定会受到国内广大创伤骨科医生的欢迎，促进我国胫骨平台骨折治疗的进一步提高。同样，我们更加期待国内的青年才俊，能将我国创伤骨科的理论技术创新和丰富实践经验撰写成英文专著，介绍给更多国际同行。

同济大学附属杨浦医院　张世民

译者前言

　　膝关节复杂的解剖和高能量创伤使胫骨平台骨折的"骨折谱"发生了变化：骨折不仅可累及源自膝关节伸直位创伤机制的经典冠状位胫骨平台（如经典的 Schatzker Ⅵ 型骨折），也可累及源自膝关节屈曲位创伤机制的矢状位后侧胫骨平台（如合并后外侧骨折的 Schatzker Ⅳ 型骨折），还可累及源自膝关节过伸位创伤机制的矢状位前侧胫骨平台（如合并后外侧复合体损伤的胫骨平台前内侧过伸骨折）。随着胫骨平台"骨折谱"的演变，相关的基础理论和临床技术也在与时俱进，骨折分型从 1979 年 Schatzker 分型发展到 2009 年罗从风三柱分型、2014 年张世民四柱分型、2016 年 Krause 十"柱"（segment）分型。手术入路也在不断改进，如传统前外侧入路逐步改进为扩大的前外侧入路（如腓骨头上入路、外侧平台截骨入路和股骨外上髁截骨入路等）。复位技术既有通过切开入路复位每个骨折块的直接复位，也有通过间接复位劈裂骨折块、直接复位塌陷骨折块的微创复位。各种手术复位工具和解剖型接骨板不断推陈出新。面对胫骨平台"骨折谱"演变的挑战和相关理论技术的进步，骨科医生有必要与时俱进地掌握胫骨平台骨折治疗的各个方面，从而使患者获得最佳治疗结果。

　　2023 年 Elsevier 出版集团出版了一部介绍胫骨平台骨折现代治疗理念的专著 *Tibial Plateau Fractures*。该书由美国医生 John T. Riehl 撰写，根据新近文献和前沿固定技术图文并茂地介绍了胫骨平台骨折的手术入路、外固定架固定、内固定、伴随软组织损伤和并发症的治疗等；各章均包含病例和关键知识点，有助于读者掌握治疗的要点。笔者有幸翻译本书，希望将国外胫骨平台骨折治疗的新概念、新理论和新技术尽快传播，并应用于临床实践，正如 John T. Riehl 医生在原书前言中所说："希望你喜欢本书，并祝你在治疗所有患者中获得巨大成功"。

　　专业著作的翻译不是简单的字面转换，须具备高超的专业技术、娴熟的英文水平和深厚的中文功底。由于中外语言表达习惯差异，我们已尽心竭力，可能尚未完全符合"信、达、雅"，敬请批评指正。

　　最后，感谢张世民老师长久以来的鼓励与帮助，感谢周智勇主任医师的辛勤工作，感谢同事们的大力支持，感谢诸位译者的卓越工作！

烟台市烟台山医院　王振海

原书前言

胫骨平台骨折给外科医生提出了一系列具有挑战性和多样性的临床问题，不同的患者及不同类型的胫骨平台骨折，其手术入路、复位策略和固定方式亦有迥异。近年来，随着胫骨平台解剖型接骨板和膝关节周围软组织处理方面的进步，有必要出版一部专著来阐述胫骨平台骨折这个复杂损伤的术前评估、初始治疗、最终治疗和术后护理。

本书专门介绍胫骨平台骨折，包括了这个复杂骨折治疗的各个方面，但侧重于介绍实用的临床知识。笔者根据新近文献和前沿固定技术清晰地阐述了现代治疗理念，每章末均为病例和关键知识点（high yield points），这有助于读者掌握手术专家提出的治疗关键点。尽管胫骨平台骨折的经皮和切开复位技术一直被重视，但与其他介绍胫骨平台骨折的著作、章节和期刊文章不同之处还在于，本书有一章专门介绍胫骨平台骨折伴随的软组织损伤，而之前的文献只关注骨创伤而常常忽视了软组织损伤，未经治疗的软组织损伤可能是这类多元结构损伤（multifaceted injuries）长期残疾和预后不良的病因。本书旨在帮助读者掌握胫骨平台骨折治疗的各个方面，并帮助外科医生获得最佳治疗结果。

我非常感谢各章编者的辛勤工作，他们付出了大量时间，奉献了全部专业知识，他们对骨科教育和进步的付出赢得了众多同行的认可和赞赏；还要感谢 Elsevier 出版集团及其工作人员，正是他们的努力，本书才得以作为一部清晰、简明的著作而顺利出版，有助于读者医治其患者。最后，我要感谢我的朋友、导师、同事、医院和手术室其他工作人员及我的亲人，感谢他们在我的职业生涯中给予的支持和鼓励。

我希望你喜欢本书，并祝你在治疗所有患者中获得巨大成功。

John T. Riehl，M.D.

www.johnriehl.com

"成功的代价是努力工作，全身心投入手头工作，以及莫问输赢的决心，所以我们要竭尽全力完成手里的工作。"

——Vince Lombardi

目 录

第1章 解剖和手术入路
Anatomy and Surgical Approaches

John T. Riehl, MD　著

王振海　田延超　吴明吉　译　　周智勇　校

骨、韧带及其附丽、软骨和肌肉共同组成胫骨近端解剖。膝关节是一个复杂铰链关节，由胫骨、股骨和髌骨组成，韧带和肌肉附丽部位也包括腓骨近端。胫股关节不仅围绕固定轴完成单纯的旋转运动，而且在膝关节屈曲时，相对于胫骨平台，股骨髁会向后移动，这种运动学现象通常定义为"股骨后滚"（posterior rollback），其作用是允许膝关节完成更大范围屈曲运动，并避免胫骨平台后部与股骨远端后部之间相互撞击。另外，膝关节完全伸直时，股骨远端关节面相对于胫骨平台内旋，这种运动学现象定义为"锁扣机制"（screw-home mechanism），其作用是为完全伸直的膝关节提供稳定性[1, 2]。这种现象与膝关节骨性解剖有一定关系，股骨外侧髁的前后径大于内侧髁，而且内侧髁比外侧髁更向远侧延伸。

髌骨后面与股骨形成关节，增加了膝关节伸直运动的力矩。在屈膝 30° 的侧位 X 线片上，髌骨正常高度是髌骨下极位于胫股关节线或胫股关节线稍近侧。在正常日常活动中，经髌股关节传递的力可达体重的 3 倍，而在体育活动中可接近体重的 20 倍[3, 4]。

一、手术相关解剖

胫骨属于长管状骨，横断面上呈三角形，从骨干向近侧移行到干骺端和关节面时胫骨近端明显增宽，关节面最大宽度为 75～90mm，这是固定胫骨平台骨折常用的螺钉长度。胫骨近端关节面宽度接近或略宽于股骨远端关节面宽度[5, 6]。内侧胫骨平台和外侧胫骨平台不对称，外侧平台比内侧平台更偏向近侧、更凹陷。胫骨平台后倾角有个体差异，一般来说，在矢状面上，胫骨平台后倾角约为 10°。内侧胫骨嵴和外侧胫骨嵴（也称为髁间隆突）是位于胫骨平台中线的两个骨性凸起，将胫骨平台内侧关节面和外侧关节面分隔开来，并为半月板提供附丽，同时胫骨嵴前方为前交叉韧带（anterior cruciate ligament，ACL）提供附丽，胫骨嵴后方为后交叉韧带（posterior cruciate ligament，PCL）提供附丽。正常负重时，髁间隆突并不与股骨远端接触，因此缺乏透明软骨。

胫骨平台关节面由两个 C 形软骨盘，即内侧和外侧半月板覆盖，半月板通过冠状韧带（或半月板胫骨韧带）连于胫骨平台边缘，外侧半月板比内侧半月板大而且活动较自如。半月板使股骨髁和胫骨平台的关节面更相适合，有助于负荷经膝关节传递。半月板主要由 I 型胶原组成，其周边部血供良好，而内部血供较差，其营养来自膝中动脉和膝下动脉，以及关节液的渗透扩散（diffusion）。

胫骨近侧干骺端是重要结构的附着部位（图 1-1 至图 1-3）。胫骨结节位于胫骨近侧干骺端中线前方，为髌腱的止点。Gerdy 结节位于胫骨结节的稍近外侧，是髂胫束的止点。在 Gerdy 结节和腓骨头中间，恰超过外侧平台关节缘的位置是前外侧韧带的附着点，这个部位的撕脱骨折定义为

"Segond 骨折"，通常伴随前交叉韧带撕裂。胫骨近侧干骺端的内侧有鹅足的止点，缝匠肌、股薄肌和半腱肌，这三肌止腱从前到后、从浅到深相互愈着形成鹅足，鹅足与骨面之间是鹅足囊，鹅足囊可发生滑囊炎，是胫骨平台内侧疼痛的病因之一。内侧副韧带包括浅层和深层，在胫骨的止点范围大，其中深层止于内侧半月板和内侧平台内侧缘，浅层止于膝关节线远侧约 6cm 的胫骨内侧干骺端[7]。

腓骨位于胫骨后外侧，借上胫腓关节与胫骨形成关节，上胫腓关节是一个位于胫骨干骺端扩张部（tibial metaphyseal flare）平面的仅允许做滑动运动的滑动关节。腓骨头后韧带比前韧带肥厚和强韧（译者注：原著有误，已修改），共同限制关节运动。股二头肌腱和外侧副韧带也止于腓骨头。腓总神经自后向前绕过腓骨颈外侧前行，之后分为浅支和深支。

前、后交叉韧带分别限制胫骨前移和后移。前交叉韧带起自股骨髁间嵴后部的股骨外侧髁，止于紧靠半月板横韧带（膝横韧带）后侧的胫骨髁间隆起，胫骨止点从内到外的长度约 1.1cm，从前向后的长度约 1.5cm，胫骨止点形状多种多样，有椭圆形、三角形、C 形和"鸭足样"[8]。后交叉韧带起自股骨内侧髁，行于板股后韧带之间（后交叉韧带前方的 Humphrey 韧带，后交叉韧带后方的 Wrisberg 韧带），向后止于髁间隆起并继续向远侧延伸止于关节面下方[9]。后交叉韧带比前交叉韧带稍长且直径稍大。累及髁间隆起的骨折在功能上等同于交叉韧带断裂，需要固定治疗。

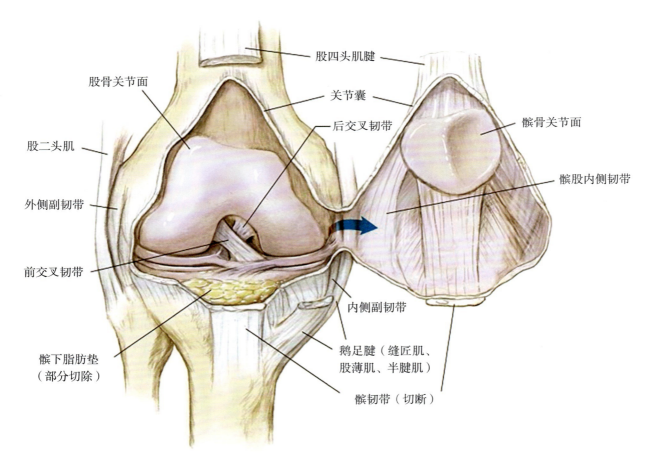

▲ 图 1-1　膝关节解剖

引自 Miller M, Chhabra A, Park J, Shen F, Weiss D, Browne J. *Orthopaedic Surgical Approaches*. 2nd ed. Philadelphia, PA: Elsevier; 2014. Fig. 7-4.

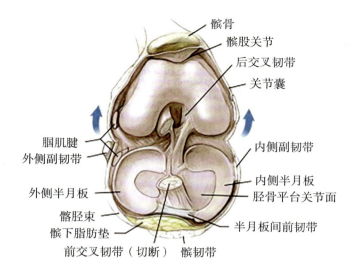

◀ 图 1–2　膝关节（铰链打开）

引自 Miller M, Chhabra A, Park J, Shen F, Weiss D, Browne J. *Orthopaedic Surgical Approaches*. 2nd ed. Philadelphia, PA: Elsevier; 2014. Fig. 7–5.

髌骨
髌股关节
后交叉韧带
关节囊
腘肌腱
外侧副韧带
内侧副韧带
外侧半月板
内侧半月板
胫骨平台关节面
髂胫束
髌下脂肪垫
前交叉韧带（切断）　髌韧带
半月板间前韧带

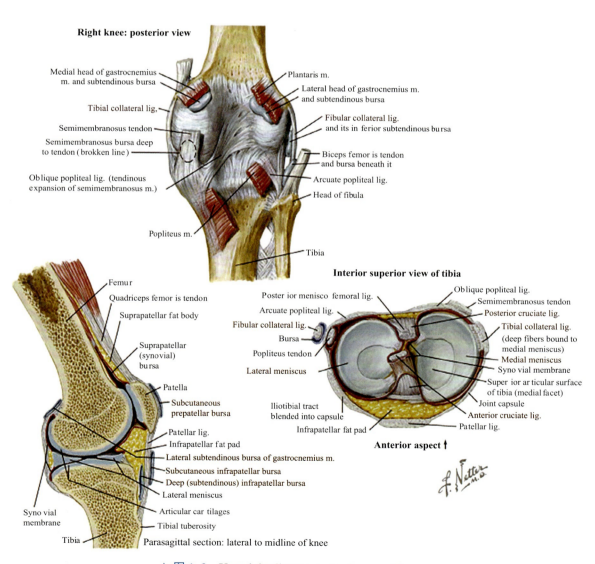

Right knee: posterior view

Medial head of gastrocnemius m. and subtendinous bursa
Plantaris m.
Tibial collateral lig.
Lateral head of gastrocnemius m. and subtendinous bursa
Semimembranosus tendon
Fibular collateral lig. and its in ferior subtendinous bursa
Semimembranosus bursa deep to tendon (brokken line)
Biceps femor is tendon and bursa beneath it
Ob lique popliteal lig. (tendinous expansion of semimembranosus m.)
Arcuate popliteal lig.
Head of fibula
Popliteus m.
Tibia

Interior superior view of tibia

Femur
Quadriceps femor is tendon
Suprapatellar fat body
Suprapatellar (synovial) bursa
Patella
Subcutaneous prepatellar bursa
Patellar lig.
Infrapatellar fat pad
Lateral subtendinous bursa of gastrocnemius m.
Subcutaneous infrapatellar bursa
Deep (subtendinous) infrapatellar bursa
Lateral meniscus
Syno vial membrane
Articular car tilages
Tibial tuberosity
Tibia
Parasagittal section: lateral to midline of knee

Poster ior menisco femoral lig.
Arcuate popliteal lig.
Fibular collateral lig.
Bursa
Popliteus tendon
Lateral meniscus
Iliotibial tract blended into capsule
Infrapatellar fat pad
Oblique popliteal lig.
Semimembranosus tendon
Posterior cruciate lig.
Tibial collateral lig. (deep fibers bound to medial meniscus)
Medial meniscus
Syno vial membrane
Super ior ar ticular surface of tibia (medial facet)
Joint capsule
Anterior cruciate lig.
Patellar lig.

Anterior aspect ↑

▲ 图 **1–3**　**Knee joint ligaments, tendons, and bursae**

From Hansen JT, Netter FH, Machado CAG. *Netter's Clinical Anatomy*. 4th ed. Philadelphia, PA: Elsevier; 2009. Fig. 6–19.

如前所述,内侧副韧带在胫骨内侧止点的范围大,内侧副韧带深层与内侧半月板周缘愈着。从矢状位观察,内侧副韧带附着于胫骨的后半部分。内侧副韧带的位置及其宽大的止点在一定程度上限制了内侧入路显露胫骨平台关节面。内侧副韧带的作用是防止膝关节外翻。后斜韧带(posterior oblique ligament,POL)位于内侧副韧带后部,起自股骨收肌结节,并呈扇形分布,向后止于胫骨后内侧、半月板、关节囊和半膜肌腱[7](图1-4)。

外侧副韧带的作用是防止膝关节内翻,起自股骨外上髁或股骨外上髁正后方的浅表骨窝(small bony depression),行向远侧,止于腓骨头外侧面的浅表骨窝,该浅表骨窝位于腓骨头前缘后侧8mm,腓骨茎突尖端远侧28mm[10]。腘肌腱起自外侧副韧带起点前方远侧约18.5mm,恰位于股骨远端关节缘后方,向后下内行,抵于胫骨上端后内侧面。股二头肌也有维持膝关节的外侧稳定作用,主要止于腓骨头(图1-5)。

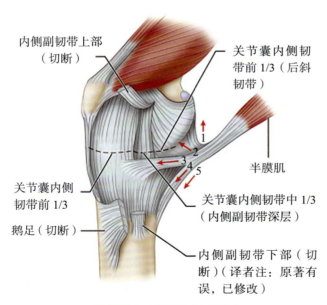

▲ 图1-4 膝关节内侧解剖

内侧副韧带上部(切断)
关节囊内侧韧带前1/3(后斜韧带)
关节囊内侧韧带前1/3
半膜肌
关节囊内侧韧带中1/3(内侧副韧带深层)
鹅足(切断)
内侧副韧带下部(切断)(译者注:原著有误,已修改)

1. 腘斜韧带;2. 内侧半月板后角和后侧关节囊;3. 半膜肌前内侧肌腱;4. 半膜肌直头;5. 半膜肌肌腱远端(引自 Campbell WC, Canale ST, Beaty JH. *Campbell's Operative Orthopaedics*. 11th ed. Philadelphia, PA: Elsevier; 2008. Fig. 45.3.)

胫骨平台前外侧覆盖小腿前室肌群,牵开小腿前室肌群显露胫骨近端并完成骨折复位和接骨板放置。膝关节后部,腓肠肌起自股骨内侧髁和外侧髁。比目鱼肌位于腓肠肌深层,起自胫骨和腓骨头的后部。在腘窝,腘动脉、静脉和胫神经从内向外排列,穿经比目鱼肌腱弓后发出相应分支。腘动脉在穿经比目鱼肌腱弓之前发出膝动脉分支,为膝关节提供血液供应。大隐静脉和隐神经走行于膝关节内侧皮下,内侧入路时易损伤(图1-6)。

二、手术入路

下列手术入路可以用或不用在大腿近端绑止血带,笔者习惯对于所有患者都绑止血带备用,大多数患者显露时止血带无须充气,仅在需要观察关节面复位时止血带才充气。俯卧位入路时,摆放俯卧位入路之前先在仰卧位绑好止血带。在所有手术入路中,骨性凸起部位放置衬垫。俯卧位入路时,同侧髋部下方垫枕以使髋关节内旋,同侧上肢通常置于胸前位并固定,不要外展位并置于臂板上。笔者建议先用擦洗并刷洗整个下肢,再用酒精消毒,之后开始从止血带到足趾铺手术巾步骤,铺巾后进行第二次消毒。大多数胫骨平台骨折可以通过单一的前外侧入路或后内侧入路,或联合两种入路完成显露和治疗。

(一)前外侧入路

前外侧入路是胫骨平台骨折内固定中最常使用的入路,前外侧入路结合半月板下横向切开关节囊,通常可以显露从平台外侧关节缘到外侧胫骨棘之间的外侧平台。内翻膝关节,扩大胫股外侧骨-筋膜室进一步增加显露范围。使用股骨撑开器或简单的外固定架有助于简单快速地获得持续稳定的纵向牵引力(图1-7)。前外侧入路的主要适应证是需要切开复位的有移位的外侧平台骨折。内固定方式包括单独拉力螺钉固定、单独支撑接骨板固定或两者联合固定。

患者仰卧位,同侧髋关节下垫枕以防止髋关节外旋。在消毒和铺巾前,非无菌垫枕置于下肢

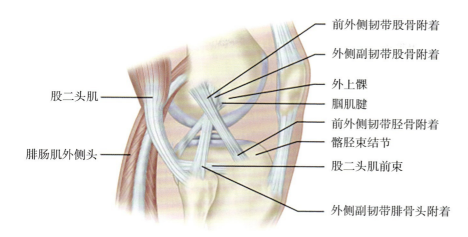

股二头肌

腓肠肌外侧头

前外侧韧带股骨附着
外侧副韧带股骨附着
外上髁
腘肌腱
前外侧韧带胫骨附着
髂胫束结节
股二头肌前束
外侧副韧带腓骨头附着

◀ 图 1-5　膝关节外侧观

显示膝关节外侧主要结构的附着部位和骨性标志（切除髂胫束和与前外侧无关的关节囊韧带），前外侧韧带股骨附着位于外侧副韧带股骨附着的后侧近端，之后向前向远侧走行，止于大约位于髂胫束结节中心和腓骨头前缘之中间的胫骨近端前外侧（引自 Campbell WC, Canale ST, Beaty JH. *Campbell's Operative Orthopaedics*. 11th ed. Philadelphia, PA: Elsevier; 2008. Fig. 45.24. ）

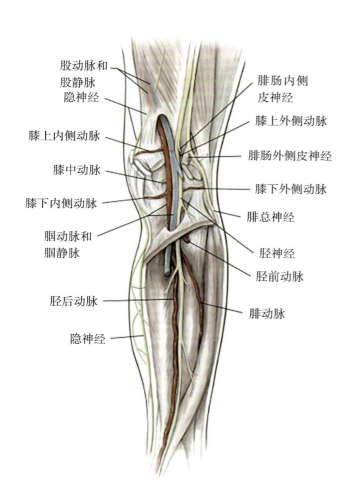

股动脉和
股静脉
隐神经
膝上内侧动脉
膝中动脉
膝下内侧动脉
腘动脉和
腘静脉
胫后动脉
隐神经

腓肠内侧
皮神经
膝上外侧动脉
腓肠外侧皮神经
膝下外侧动脉
腓总神经
胫神经
胫前动脉
腓动脉

▲ 图 1-6　膝关节后侧结构

引自 Miller M, Chhabra A, Park J, Shen F, Weiss D, Browne J. *Orthopaedic Surgical Approaches*. 2nd ed. Philadelphia, PA: Elsevier; 2014. Fig. 7.16.

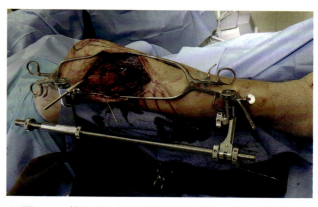

▲ 图 1-7　前外侧入路使用股骨撑开器，对膝关节施以纵向和内翻牵引力，注意股骨撑开器的连接杆置于小腿后方，以避免干扰 X 线检查和术中操作，术中牵引的其他内容见第 5 章内固定

下方，为小腿提供了一个平坦的台面，同时髋关节和膝关节可以各屈曲约 20°，并使术侧膝关节高于手术台；或者在消毒和铺巾后，能够透 X 线的三角形垫枕置于膝关节下方以保持膝关节屈曲位（图 1-8）。

　　前外侧入路的切口形状不一。可以做一近乎直线的 S 形（lazy S-shaped）切口，切口横向部以胫骨关节面为中心，切口前部位于外侧骨－筋膜室上，后部向近端延伸至股骨外侧髁，屈膝时，这个切口将不再呈 S 形，而呈平滑弧形（图 1-9）。也可以做一"曲棍球棒"切口或直切口，切口起自股骨外侧髁，经 Gerdy 结节和外侧平台，向胫骨嵴走行。直切口特别适用于经前外侧入路复位外侧关节面和接骨板经皮固定（图 1-10）。

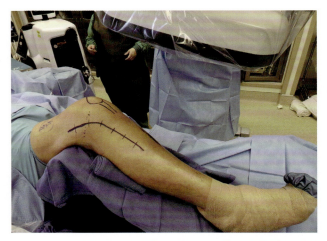

▲ 图 1-8　前外侧入路，透 X 线的三角形垫枕置于膝关节下方以保持膝关节屈曲位，注意于小腿下方卷巾，尽管臀下垫枕，但小腿仍可能外旋，卷巾置于小腿或三角形垫枕外下方有助于根据显露需要内旋小腿

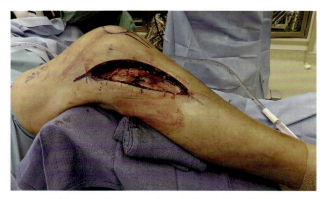

▲ 图 1-9　前外侧入路，切开皮肤和皮下组织

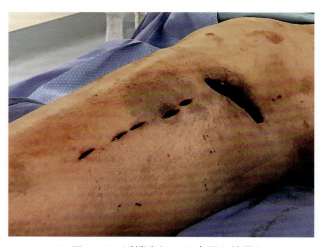

▲ 图 1-10　近端直切口经皮置入接骨板

锐性切开皮下组织，显露膝外侧支持带和胫前外侧肌群，之后在切口远侧于胫骨嵴外侧约 1cm 处切开胫前深筋膜，在切口近端顺着髂胫束纤维方向切开髂胫束和关节囊纤维层，但不切开滑膜层，向前方牵开深筋膜和髂胫束到胫骨结节平面，切开髂胫束和膝关节前外侧韧带时注意保护，以备术毕缝合。然后用手术刀或电刀从胫骨干骺端外侧剥离胫前外侧肌群，注意从前向后垂直切开胫前肌群起点。在近端，手术刀平行于外侧平台骨皮质，从前向后，于关节囊纤维层和滑膜层之间切开，切到腓骨头平面（图 1-11）。

之后通过锐性切开或用 Cobb 骨膜剥离子自胫骨外侧面牵开胫前肌，牵开的长度取决于放置接骨板的长度（图 1-12）。

然后于半月板下横向切开关节囊直视关节面。在外侧平台关节面与外侧半月板之间，用 15 号手术刀切开膝关节外侧关节囊和冠状韧带，切口可起自外侧半月板前角下方，之后继续向外切开，直到胫骨后外侧髁后部。膝关节屈曲到 60°时，外侧副韧带和腓总神经向后方移动可以显露整个外侧平台，然后在外侧半月板和关节囊的边缘放置缝合线以牵开半月板，术毕时修复（图 1-13）。

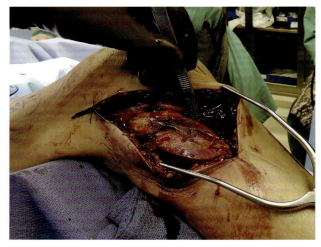

▲ 图 1-11　在胫骨平台外侧切开胫前肌群起点，之后继续向近端延伸，切开关节囊纤维层，但不切开滑膜层。通过使手术刀平放在外侧平台，切开关节囊纤维层而不切开滑膜层

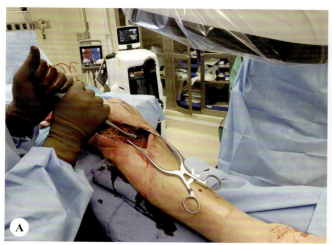
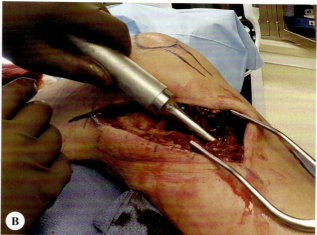

▲ 图 1-12　Cobb 骨膜剥离子自胫骨外侧面牵开胫前肌

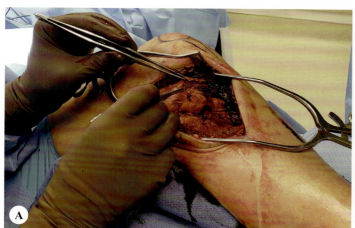
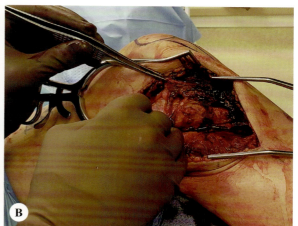

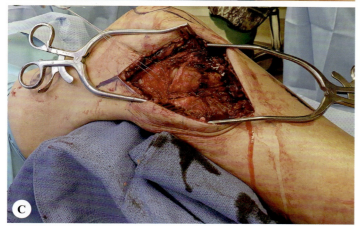

▲ 图 1-13　胫骨平台前外侧入路中半月板下横向切开关节囊

A. 半月板下横向切开关节囊，自前方开始，手术刀平行于关节面；B. 之后继续向后切开显露关节面；C. 在外侧半月板和关节囊的边缘放置缝合线以牵开半月板，术毕时修复

　　压缩的关节骨折块可以通过前方骨折线进一步显露。Cobb 骨膜剥离子或骨刀置于平台外侧骨折块的矢状面骨折线内，采用"铰链"或"翻书"样方式掀开骨折块，显露位于中部和后部的粉碎骨折块（图 1-14），之后用椎板撑开器（lamina spreader）或 Gelpi 牵开器维持骨折块"翻书"样位置，复位中部和后部的粉碎骨折块（图 1-15）。如果前方没有骨折线，则恰在髌腱和胫骨结节的外侧前方行矢状位截骨，并在对应的干骺端前外侧横形截骨，之后像翻书样方式掀开截骨块，显

露位于中部和后部的压缩骨折块。除通过掀开原始骨折块和掀开截骨骨折块显露复位位于中部和后部的压缩骨折块以外，还可以采用开窗复位位于中部和后部的压缩骨折块。即用骨凿或粗钻头在外侧平台干骺端做一个骨皮质窗，之后经骨窗用一个弧形顶棒（curved tamp）抬起压缩的关节骨折块（图 1-16）。用粗尼龙缝合线置于切口的后外侧皮缘，作为可透 X 线的拉钩，牵开皮瓣获得显露（图 1-17），其优点是无须助手牵开，也不影响 X 线透视。

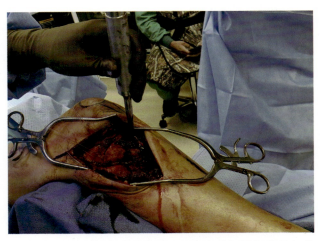

▲ 图 1-14　Cobb 骨膜剥离子置于平台外侧骨折块的矢状面骨折线内，采用"翻书"样方式掀开骨折块

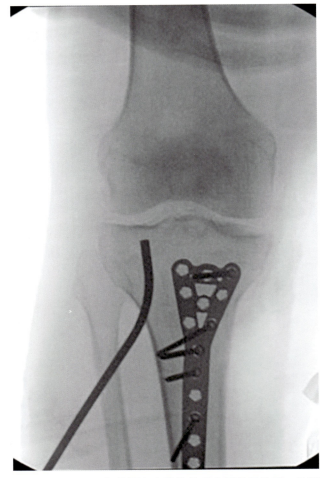

▲ 图 1-16　切开复位固定有移位的后内侧骨折块后，外侧平台塌陷骨折采用开窗治疗，即用 4.5mm 钻头在外侧平台干骺端做一个骨皮质窗，之后如图所示经骨窗用一个顶棒抬起压缩的关节骨折块

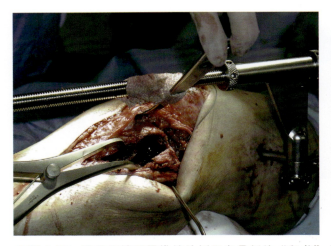

▲ 图 1-15　用椎板撑开器维持外侧平台骨折块"翻书"样位置，注意使用 Coban（3M，Saint Paul，MN）和股骨牵开器有助于固定 Hohmann 拉钩（图片和拉钩技术由 James Widmaier 医学博士提供）

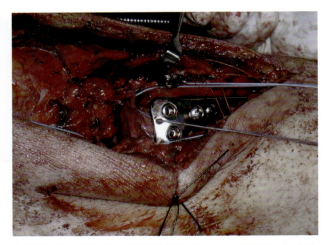

▲ 图 1-17　前外侧显露胫骨平台时，2-0 尼龙缝合线作为"可透 X 线的拉钩"，无须助手牵开，牵开后侧皮瓣获得显露（图片和拉钩技术由 James Widmaier 医学博士提供）

前外侧入路通常可以显露后外侧平台[11-13]。屈曲膝关节，向后牵开之前已经切开的髂胫束后侧部，并一直剥离到腓骨头外侧，沿着外侧平台边缘，在股二头肌深部向后方游离，并将一个牵开器置于后外侧角后面。膝关节屈曲到60°，向后牵开外侧副韧带和腘肌腱同时保护腓总神经，之后伸膝并内旋胫骨显露、复位和克氏针固定后外侧平台，然后通过再次屈曲膝关节允许牵开外侧副韧带以放置接骨板。

采用可延长前外侧入路显露后外侧胫骨平台骨折的尸体解剖学观察和临床病例治疗结果已有文献报道[12]。尸体解剖学观察结果显示：腓骨头尖部最高点与外侧胫骨平台关节面之间的垂直距离平均是12.2mm，膝关节伸直时，后外侧平台边缘和外侧副韧带之间的横向最小距离平均是6.7mm，膝关节屈曲60°时，后外侧平台边缘和外侧副韧带之间的横向最大距离平均是21.1mm。膝关节屈曲60°时外侧副韧带松弛，有助于更多地显露后外侧平台。根据骨折粉碎程度，经这个切口置入标准的胫骨平台接骨板固定后外侧平台，但需要接骨板更靠后放置，或者使用边缘接骨板固定后外侧平台（图1-18）。设计接骨板时将其近端的横臂扩展延长，也同样适用于该方法。在本研究中，患者在X线和CT检查、骨折愈合、运动范围、特种外科医院（Hospital for Special Surgery，HSS）评分和肌骨功能评分简表（Short Musculoskeletal Function Assessment，SMFA）方面都获得了良好的结果。

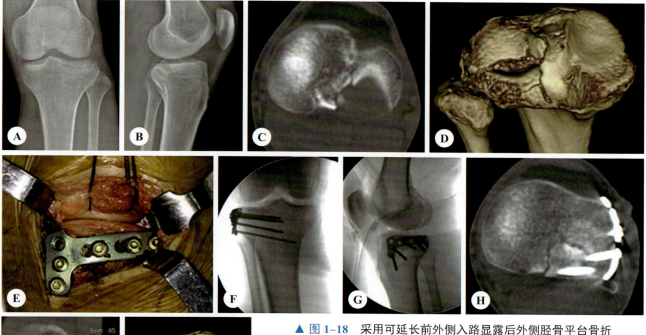

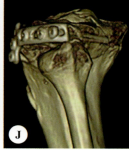

▲ 图 1-18　采用可延长前外侧入路显露后外侧胫骨平台骨折
A 和 B. 术前前后位（A）和侧位（B）X 线片显示胫骨平台后外侧骨折。C 和 D. 术前 CT 平扫显示骨折块位于胫骨平台后外侧象限。E. 术中照片显示骨折复位并用微型接骨板固定。F 和 G. 术中前后位和侧位透视显示骨折块解剖复位。H 至 J. 术后 CT 平扫和三维重建显示后外侧骨折块被抬起并用水平边缘接骨板固定（引自 Hu SJ, Chang SM, Zhang YQ, Ma Z, Du SC, Zhang K. The anterolateral supra-fibular-head approach for plating posterolateral tibial plateau fractures: a novel surgical technique. *Injury*. 2016;47:502-507. Fig. 5.)

病例 1-1

　　患者男，61岁，踩在湿树叶上，之后从站立的高度滑倒。其右膝立刻疼痛且不能负重，被诊断为 Schatzker Ⅱ 型胫骨平台骨折（图 1-19）。

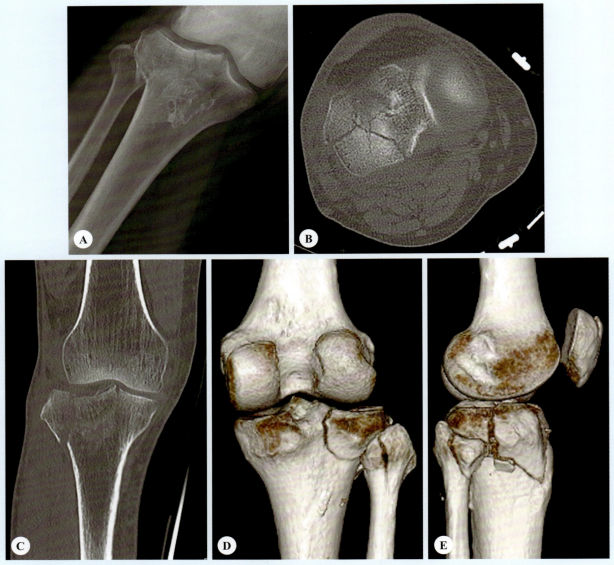

▲ 图 1-19　A. 前后位 X 线片；B 至 E. CT 检查显示外侧胫骨平台骨折，骨折移位，平台增宽，同时显示少见的骨梗死

　　采用可延长前外侧入路显露包括后外侧骨折块在内的整个外侧平台。患者同侧髋关节下垫枕，患肢置于楔形泡沫垫（foam ramp）上，在膝关节做一个弧形切口（图 1-20）。切开筋膜并向后牵开到后外侧平台，半月板下横向切开关节囊（图 1-21），用一块边缘接骨板（rim plate）复位固定关节骨折块后，微创置入外侧胫骨平台接骨板（图 1-22），通过切开的关节腔对撕裂的半月板进行清创（即撕裂部分切除或缝合）。图 1-23 显示最终固定。

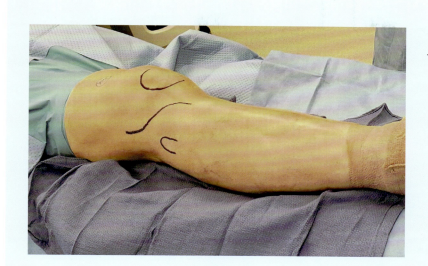

◀ 图 1-20 胫骨平台可延长前外侧入路的体位和切口

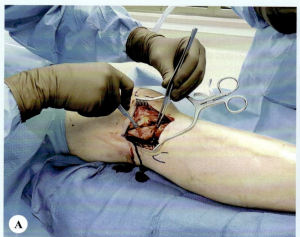

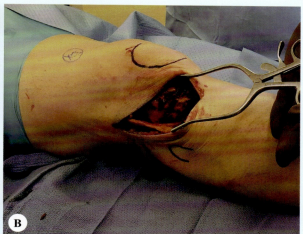

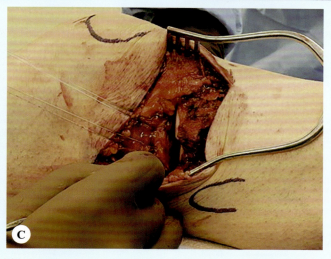

▲ 图 1-21 A. 可延长前外侧入路显露胫骨平台后外侧骨折块，用手术刀切开外侧平台和干骺端深筋膜并剥离；B. 在同一平面向近端延长，显露膝关节滑膜；C. 之后半月板下横向切开关节囊

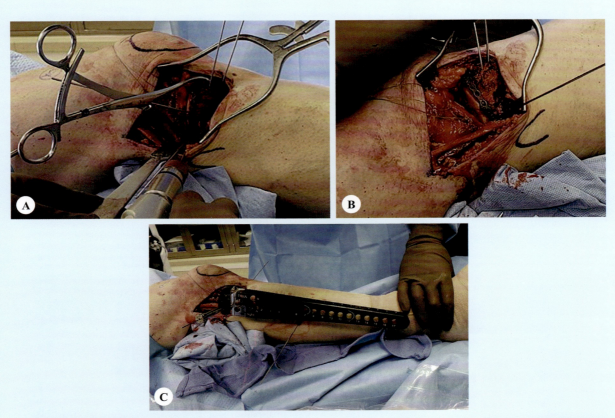

▲ 图 1-22　**A.** 显露整个外侧平台后进行复位，放置复位钳，边缘接骨板固定；**B.** 内翻膝关节，显示整个外侧平台评估复位程度；**C.** 之后微创植入外侧胫骨平台解剖接骨板

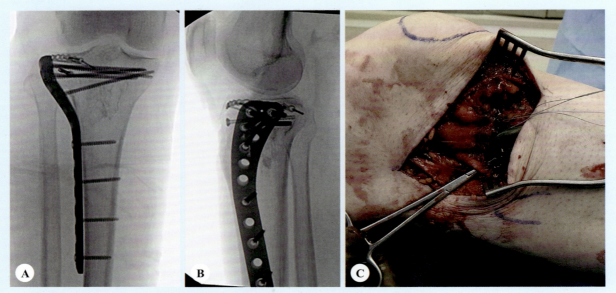

▲ 图 1-23　X 线片显示病例 1-1 的最终固定（**A** 和 **B**）。使用之前预留在半月板边缘的缝合线，缝合关节囊到外侧平台（**C**），切口后面可见外侧副韧带（位于血管钳上）

（二）后内侧入路

许多内、外侧胫骨平台骨折需要直接显露内侧平台，后内侧入路能够显露内侧胫骨平台的内侧和后侧面，其适应证是需要复位的有移位的内侧平台骨折、单纯内侧平台骨折、经皮或外侧锁定接骨板内固定不能获得稳定固定的内外侧平台骨折。这些骨折不能通过经皮或外侧锁定固定获得足够的稳定，尤其是胫骨平台后内侧骨折属于不稳定骨折，常需要后内侧入路行内固定。有些后外侧骨折可以经后内侧入路处理，设计胫骨平台后侧板，如果将其向外侧延伸扩展以包含后外侧平台，则有助于通过后内侧入路处理后外侧骨折。

后内侧入路的主要优点之一是患者仰卧位时可以显露胫骨平台的后内侧和正后侧（图 1-24），只需一次消毒铺巾即可完成前外侧入路和后内侧入路，这样能够治疗大多数胫骨平台内外侧骨折。

患者仰卧于可透 X 线的手术床，患侧髋关节外旋，术者站立或坐于患肢对侧的手术床旁，毛巾垫枕置于患肢小腿下方，屈膝约 45°。切口长度取决于骨折类型和需要显露的范围。越需要显露近端和后侧，切口就应越靠近股骨髁，切口的远端长度取决于接骨板远端的放置位置。

为了充分显露，后内侧切口起自股骨内侧髁近端的半腱肌前方，弧形经过膝关节后内侧，之后于胫骨后内侧缘后 2cm 继续延伸向远端。完全伸膝时后内侧切口呈直线，屈膝时呈弧线（图 1-25）。切开时注意保护大隐静脉，显露并切开深筋膜，在切口近端，沿位于腘绳肌和腓肠肌内侧头间的半腱肌纤维方向切开深筋膜，在切口远端沿腓肠肌前缘切开深筋膜，用 Cobb 骨膜剥离子将腓肠肌和腘肌自后方胫骨和关节囊推开（图 1-26），屈膝并外旋胫骨，于半腱肌和腓肠肌内侧头间隙显露胫骨近端后部（图 1-27）。

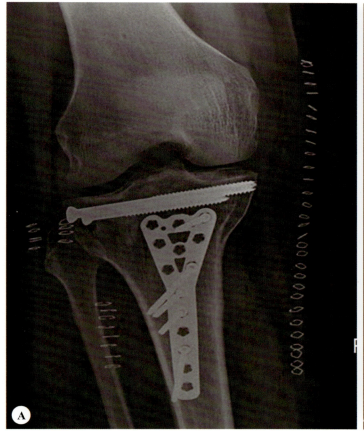

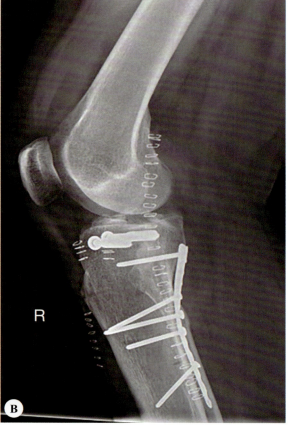

▲ 图 1-24　正侧位 X 线片显示，接骨板经后内侧入路直接置于胫骨平台后侧，注意缝钉指示后内侧切口的位置

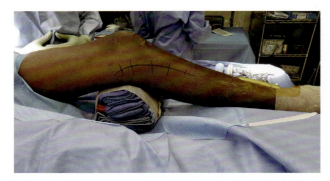

▲ 图 1-25 仰卧位，后内侧皮肤切口，注意伸膝时切口呈直线，屈膝时切口呈弧线

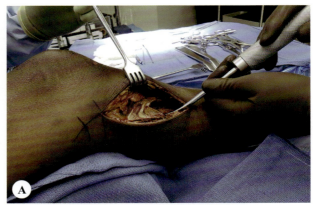

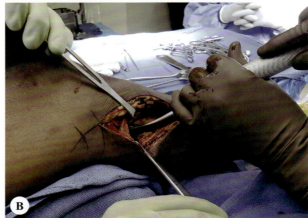

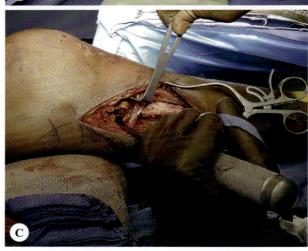

▲ 图 1-26 A. Cobb 骨膜剥离子将腓肠肌和比目鱼肌自胫骨后面推开；B 和 C. 向近端推开腘肌

为了更清楚显露并将接骨板置于胫骨后内侧，可顺鹅足腱纤维方向切开鹅足并牵开（图1-28），也可以自鹅足腱止点切断鹅足腱并保留一束腱袖以便术毕缝合。沿半腱肌和半膜肌前缘向近端可以直接显露腓肠肌内侧头起点，这可以切断并牵开腓肠肌内侧头，更大范围地显露后外侧平台。大号 Hohmann 拉钩和 Malleable 拉钩有助于牵开腓肠肌复位骨折并放置接骨板，如前所述，膝关节屈曲 60°～90° 并外旋胫骨能够扩大显露范围，使外科医生在进行内固定器械操作时更为方便（图 1-29）。

后内侧入路时，一个技巧是使用可透 X 线的三角形垫枕，用以屈膝并固定拉钩。采用该入路时，膝关节屈曲在可透 X 线的三角形垫枕上，一个 Malleable 拉钩轻度塑形后钩在胫骨外侧骨皮质周缘，之后 Malleable 拉钩置于三角形垫枕上的一个插槽中并加以固定，腾出手术者的手以复位和固定骨折（图 1-30）。

近来有学者提出一种显露胫骨平台后柱的入路，类似显露桡骨远端的经桡侧腕屈肌入路[14]，在腓肠肌内侧头（相当于桡侧腕屈肌）做一直切口，切开腓肠肌内侧头表面筋膜，外牵腓肠肌内侧头，内牵半膜肌，之后自内向外剥离腘肌（相当于旋前方肌）显露平台后方，这个入路与之前的后内侧入路相比，不同之处是术中患者取俯卧位，相同之处是经过的肌间隙和对肌间隙的处理相同。

如果需要直接显露内侧而不是后内侧，切口可以稍微偏前以显露胫骨平台内侧面，或者向前方游离形成全厚皮瓣并向前牵开以显露内侧平台的更前方。如果切口的位置更偏前方，那么切口位置选择在计划最终放置接骨板位置的正后方是有益的。由于鹅足胫骨止点范围大，接骨板直接置于内侧时，必须切开或牵开鹅足，内侧副韧带浅层也可牵开，术毕时修复。由于内侧副韧带

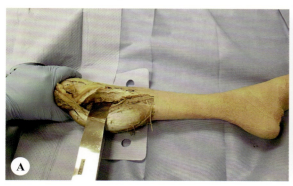 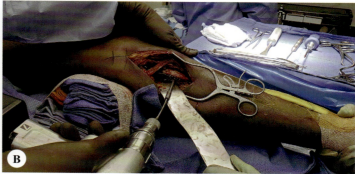

▲ 图 1–27　经后内侧入路显露胫骨近端后侧，**Malleable** 拉钩置于胫骨后外侧骨皮质并牵开后方结构，屈膝并外旋胫骨，扩大后侧显露

A. 尸体解剖显示入路；B. 术中照片显示经后内侧入路，屈膝并外旋胫骨，从正后方向前钻孔

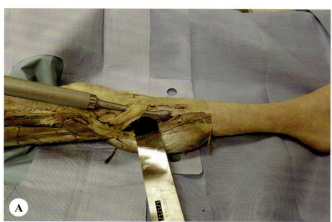 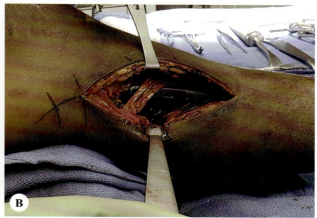

▲ 图 1–28　后内侧入路牵开鹅足腱到其胫骨平台止点

A. Cobb 骨膜剥离子在鹅足腱深面滑动模拟鹅足腱深面置入接骨板；B. 术中照片显示接骨板置于鹅足腱深面，根据需要向近端和远端牵开鹅足腱以置入螺钉

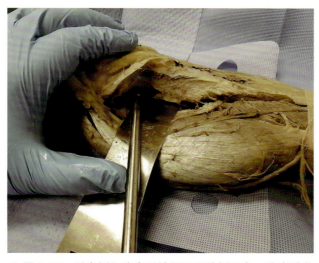

▲ 图 1–29　后内侧入路中顶棒置于后外侧平台，注意随着膝关节屈曲并外旋胫骨，手术器械几乎可以直接从后方进行操作

深层的存在，直视内侧平台关节面通常不像直视外侧平台关节面那么容易，沿前、后缘切开内侧副韧带，同时保留内侧副韧带深层完整，可以显露内侧平台关节面。如果有必要，半月板下切开冠状韧带，同时切开内侧副韧带深层的胫骨附丽（图 1–31），如果仔细修复了半月板冠状韧带和内侧副韧带附着点，则患者的术后处理也应做出相应的改变。

1. 直接前方入路

直接前方入路能够直视几乎整个胫骨平台关节面，非常适用于严重关节内粉碎性骨折；而且，对于骨折线延伸到胫骨干的胫骨平台骨折，直接前方入路不仅能够显露关节内骨折完成复位和内

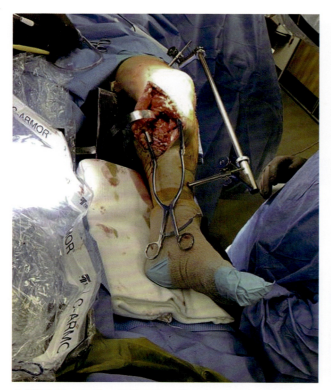

▲ 图 1–30 可透 X 线的三角形垫枕用做固定拉钩的支架，**Malleable** 拉钩置于三角形垫枕上的一个插槽中并加以固定

图片由 James Widmaier 医学博士提供

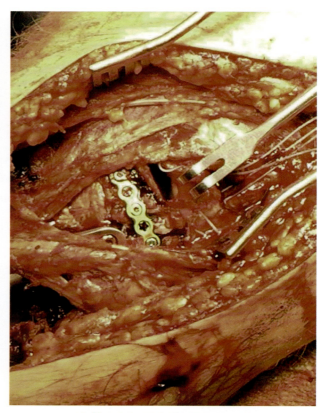

▲ 图 1–31 胫骨平台后内侧入路

鹅足腱跨越接骨板，同时采用边缘接骨板固定，在内侧副韧带后缘纵向切开关节囊，注意放置缝合线以便术毕将半月板缝合到关节囊

固定，还能够显露固定胫骨干骨折的髓内钉入点。如果需要之后行全膝关节置换术，仍可继续采用直接前方入路。采用直接前方入路时，仅沿一个方向显露胫骨平台以免影响整个胫骨平台血供。

患者仰卧位，髋部下方垫枕。可透 X 线的三角形枕置于膝关节下方维持膝关节屈曲。切口沿膝关节前方中线，起自髌骨上方两横指，止于拟放置接骨板的远端（图 1–32）。切口远端位于胫骨结节外侧，并恰沿着胫骨嵴外侧向远端延长。如果经微创置入接骨板，远端切口可缩短，切口通常可以止于胫骨结节水平下方，这可以显露足够的关节内骨折以完成复位和放置外侧接骨板，并在远端经皮置入螺钉。锐性解剖到膝关节支持带和小腿前侧骨–筋膜室平面，形成外侧全厚皮瓣（图 1–33），需要注意的是避免形成大的死腔，避免在两个方向（内侧和外侧）掀起大的皮瓣。

之后沿外侧髌旁切开关节，注意避免在膝关节线水平切断外侧半月板前角。向内外侧牵开膝关节

囊，自胫骨平台向外侧剥离外侧骨–筋膜室肌组织，显露外侧平台骨折和外侧半月板（图 1–34）。

2-0 缝合线置于并牵开半月板，术毕修复。如果需要显露胫骨髁间隆起和内侧平台，切除髌下脂肪垫。在少数情况下，有些单纯内侧平台骨折（不需要放置后内侧接骨板），同样可以采用直接前入路，在内侧进行解剖，沿内侧髌旁切开关节，自内侧平台牵开关节囊获得显露。

2. 直接后方入路

患者俯卧位下行直接后方入路，能够显露入胫骨近端后侧，用于固定平台骨块后侧骨折块和后交叉韧带撕脱骨折块。因为可以经后内侧入路显露后内侧平台，经前内侧或前外侧入路显露后外侧平台，所以通常没有必要采用直接后方入路固定胫骨平台骨折。直接后方入路也能够直接显露膝关节后方神经血管束和股骨内、外侧髁后方。

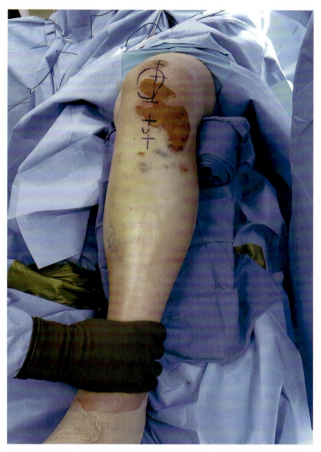

▲ 图 1-32　前方中线切口用于胫骨平台的直接前方入路

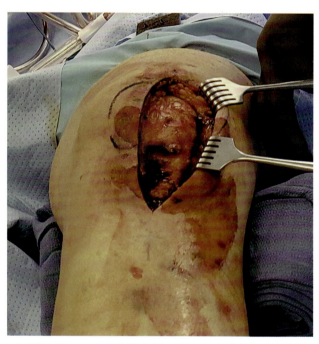

▲ 图 1-33　沿外侧髌旁切开关节囊之前行全厚皮瓣显露

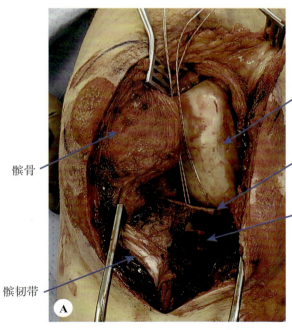

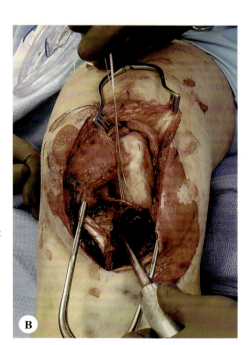

髌骨

股骨外侧髁

外侧半月板

压缩的关节面骨折块

髌韧带

▲ 图 1-34　经直接前方入路显露外侧平台

注意外侧平台骨皮质块像翻书样掀开，并用自动拉钩维持掀开位置。A. 复位塌陷关节面骨折块之前；B. 抬高复位塌陷关节面骨折块之后

一个小垫枕置于足下，膝关节微屈以使腘筋膜和膝关节屈肌群松弛。显露胫骨平台后部的直接后方入路皮肤切口多种多样（图 1-35），皮肤切口可以起自股二头肌外侧近端，向远端延长，之后弯向腘窝横纹（knee flexion crease），继续以近乎直线的 S 形（lazy S fashion）延伸向内侧远端（图 1-36），切口中线的皮下组织内可见小隐静脉和腓

肠内侧皮神经，应寻找显露并保护（图 1-37），腓肠内侧皮神经起自胫神经。

切开深筋膜，确定腘窝边界（腘绳肌和腓肠肌），腓总神经恰位于腘窝外上缘的股二头肌深部，腘窝从外向内依次是胫神经、腘静脉和腘动脉（图 1-38），除非手术需要，否则不要单独显露这些结构，以免破坏下肢淋巴回流。

为了显露后内侧胫骨平台，识别并外牵腓肠肌内侧头，内牵半膜肌，如果需要扩大显露，切断腓肠肌内侧头起点并牵向远外侧，切断腓肠肌内侧头起点时保留一束软组织袖以便术毕缝合，之后切开并牵开后侧关节囊可以直视后交叉韧带止点（图 1-39）。

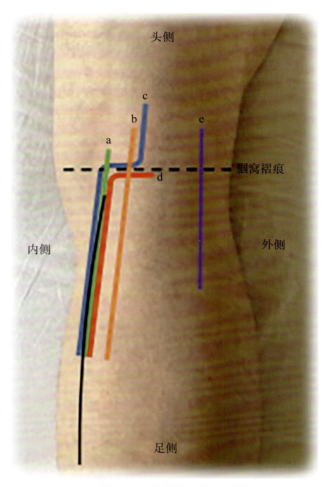

▲ 图 1-35　胫骨平台后方入路

a. Lobenhoffer 或后内侧直入路（绿线）；b. "经桡侧腕屈肌入路"或后侧直入路（橙色）；c. 后内侧 S 入路（蓝线）；d. 后内侧倒 L 入路（红线）；e. 后外侧入路（紫线）。黑线代表腓肠肌内侧头的内侧缘，所有基于内侧的入路都是沿腓肠肌内侧头的内侧缘切开，以便将其牵向外侧，有学者建议切断腓肠肌内侧头肌腱（保留足够的软组织袖以便术毕缝合）以扩大显露。在腘肌内侧缘纵向切开腘肌并从胫骨后方剥离，腘肌下仔细切开，牵开腘肌保护腘血管神经束〔引自 Van den Berg JD, Quintens L, Zhan Y, Hoekstra H. Why address posterior tibial plateau fractures? *Injury*. 2020;51(12):2779-2785. Fig. 2.〕

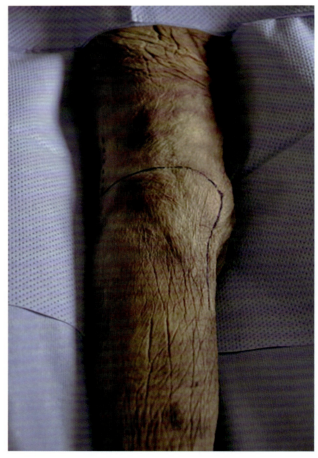

▲ 图 1-36　直接后方入路弧形切口

引自 Berber R, Lewis CP, Copas D, Forward DP, Moran CG. Postero-medial approach for complex tibial plateau injuries with a postero-medial or postero-lateral shear fragment. *Injury*. 2014;45(4):757-765.

牵开腓肠肌外侧头显露外侧，应显露、游离和保护腓总神经。如同增加内侧显露一样，切断腓肠肌外侧头起点并牵向远端可以扩大外侧显露（图 1-40）。

沿中线分开腓肠肌内、外侧头入路可以作为切断腓肠肌起点的替代入路[15]，向外侧牵开血管神经束和腓肠肌外侧头，同时向内侧牵开腓肠肌内侧头，显露并结扎位于腘肌表面的膝下内侧动脉，之后切开腘肌并自胫骨骨面牵开（图 1-41），沿中线分开腓肠肌内、外侧头入路能够广泛显露后侧平台，皮肤切口起自位于腘窝横纹平面下方，Z 形经过膝关节以免并发瘢痕挛缩。

文献也报道了皮肤切口呈弯形、L 形和直形的直接后侧入路（图 1-35），小样本临床病例报道显示这些入路可以很好地显露后侧胫骨平台，并获得了良好的临床和影像学结果[16-20]。

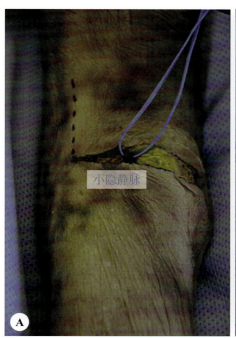

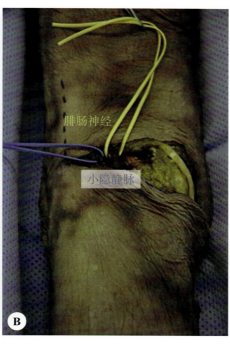

◀ 图 1-37 直接后方入路切开后，于后侧中线可见小隐静脉和腓肠神经

引自 Berber R, Lewis CP, Copas D, Forward DP, Moran CG. Postero-medial approach for complex tibial plateau injuries with a postero-medial or postero-lateral shear fragment. *Injury*. 2014;45(4):757-765.

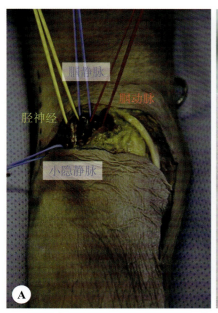

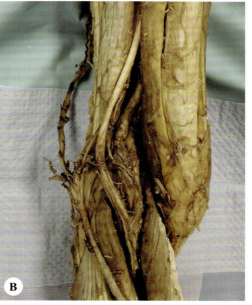

◀ 图 1-38 尸体标本显示直接后方入路中的腘窝结构

A. 有皮肤；B. 没有皮肤。临床手术中，除非需要，否则不建议单独显露动脉和神经［引自 Berber R, Lewis CP, Copas D, Forward DP, Moran CG. Postero-medial approach for complex tibial plateau injuries with a postero-medial or postero-lateral shear fragment. *Injury*. 2014;45(4):757-765.］

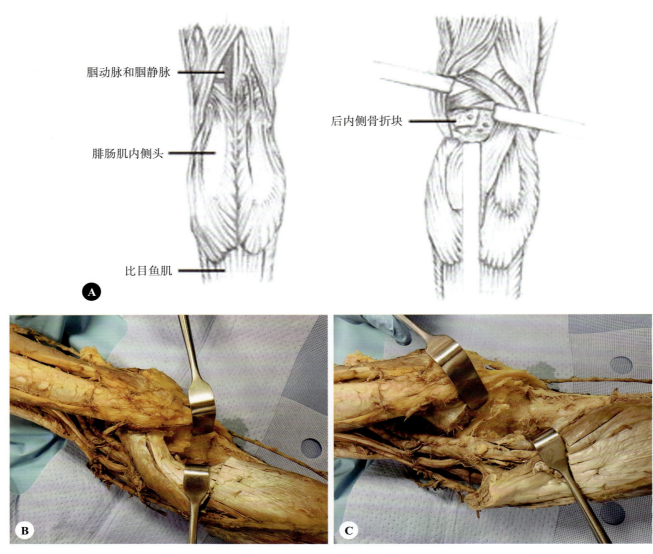

胭动脉和胭静脉

腓肠肌内侧头

比目鱼肌

后内侧骨折块

A

B

C

▲ 图 1-39　**A.** 线条图；**B** 和 **C.** 尸体标本显示经直接后方入路显露胫骨平台后内侧角；**C.** 显示切断腓肠肌内侧头起点时保留一束软组织袖以便术毕缝合
图 A 引自 Lin KC, Tarng YW, Lin GY, Yang SW, Hsu CJ, Renn JH. Prone and direct posterior approach for management of posterior column tibial plateau fractures. *Orthop Traumatol Surg Res*. 2015;101(4):477-482.

3. 后外侧入路

如前所述，直接后方入路和前外侧入路虽然可以显露后外侧平台并完成骨折固定，但对于某些骨折，直接后外侧入路可能更可取。患者取俯卧位或侧卧位行后外侧入路，皮肤切口可取 L 形，垂直部位于胫骨髁后外侧髁，或者选择微弧形后外侧皮肤切口，切口位于股二头肌表面并继续向远端延长到腓骨后方（图 1-42），在股二头肌深部寻找腓总神经（图 1-43），沿其走行方向游离并

保护。腓总神经和股二头肌向前外侧牵开，腓肠肌外侧头牵向后内侧，显露胫骨后外侧和关节囊（图 1-44），自胫骨近端牵开比目鱼肌，胭肌腱位于术野，向近端牵开，之后如果需要，行半月板下切开。后外侧入路能够直视后外侧平台并放置后外侧支撑接骨板。需要前方更多的显露，可以沿髂胫束纤维方向切开髂胫束并牵开显露外侧平台。多篇文献报道了胫骨平台后外侧入路，旧的后外侧入路采用腓骨近端截骨，近来的文献却较少报道[17, 21-25]。

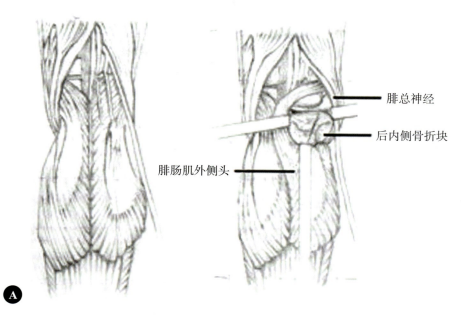

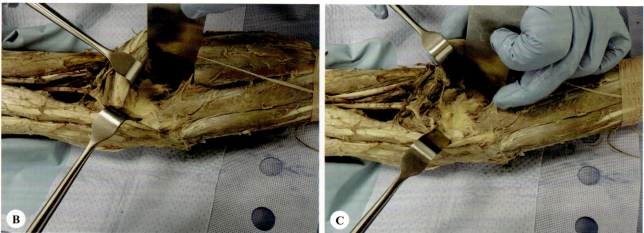

▲ 图 1-40　**A.** 线条图；**B** 和 **C.** 尸体标本显示经直接后方入路显露胫骨平台后外侧角；**C.** 显示切断腓肠肌外侧头起点时保留一束软组织袖以便术毕缝合

图 A 引自 Lin KC, Tarng YW, Lin GY, Yang SW, Hsu CJ, Renn JH. Prone and direct posterior approach for management of posterior column tibial plateau fractures. *Orthop Traumatol Surg Res*. 2015;101(4):477–482.

（三）关节镜入路

标准前内侧和前外侧关节镜入口位于髌腱两侧关节线平面，取纵向或横向皮肤切口（图 1-45），有时关节镜入口需要位于近端外侧，有利于高流量冲洗关节内血肿。重力作用阻止过多液体外渗到小腿，液体过多外渗到小腿可能发生骨 – 筋膜室综合征，因此，也可以使用不带液体的干式视野（dry coping）。通常需要使用抽吸式刨刀（suction shaver）清除骨折线内的血肿，通过前外侧和前内侧髌旁入口行镜下显露和探查关节面，然后根据具体骨折类型行辅助切口完成复位和固定。

镜下显露也可以同时辅助切开入路，这样能够更好地显露镜下不易显露的关节表面。例如，采用前外侧开放切口，同时镜下内侧显露可以直视内侧平台。另外，如果前外侧切口不能充分显露内侧或后侧平台时，则可以使用无水关节镜经内侧小入口或半月板下方入路更好地显露胫骨平台（图 1-46）。

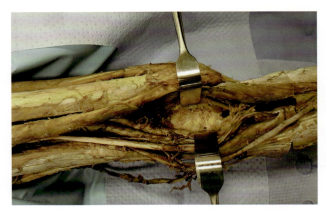

▲ 图 1-41 后侧中线显露，向外侧牵开血管神经束和腓肠肌外侧头，同时向内侧牵开腓肠肌内侧头

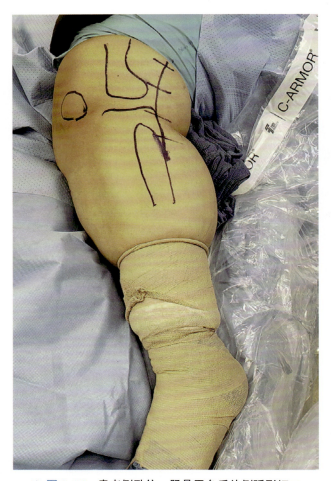

▲ 图 1-42 患者侧卧位，胫骨平台后外侧弧形切口

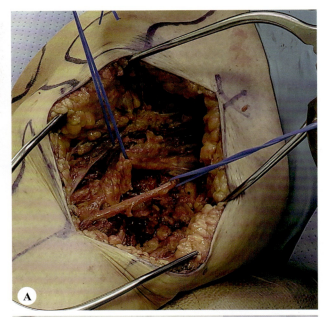

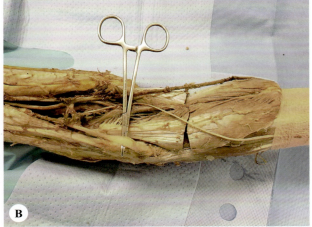

▲ 图 1-43 后外侧入路

A. 腓总神经位于股二头肌后部（腓总神经和股二头肌均采用血管牵拉带标记，图中右侧为腓总神经，左侧为股二头肌）；B. 尸体标本取俯卧位，血管钳上方是腓总神经

三、Riehl 的提示和技巧

- 股骨牵引器（或外固定架）可用于扩大关节内显露范围。

- 前方直接入路能够非常清楚显露关节面，尤

其适用于接骨板和髓内钉联合固定。

- 骨折显露不理想，请毫不犹豫向近侧或远侧延长切口。

- 后内侧入路时膝关节屈曲和胫骨外旋有助于显露后侧平台。

- 前外侧入路术毕时修复膝关节前外侧韧带（anterolateral ligament，ALL）和髂胫束[26]。

- 经标准入口或关节囊切开置入干性膝关节镜（dry scoping）有助于更清楚显露胫骨平台的关节面骨折。

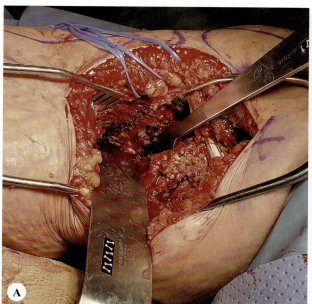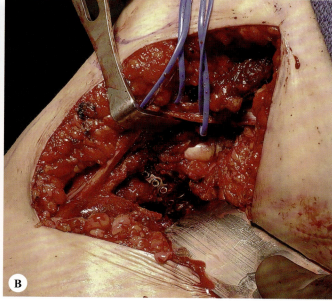

▲ 图 1-44　胫骨平台后外侧显露

A. 恰在 Malleable 拉钩前可见后外侧塌陷骨折块，腓浅神经和股二头肌位于前方并用血管牵拉带标记；B. 复位关节骨折块并用 2.7mm 接骨板固定

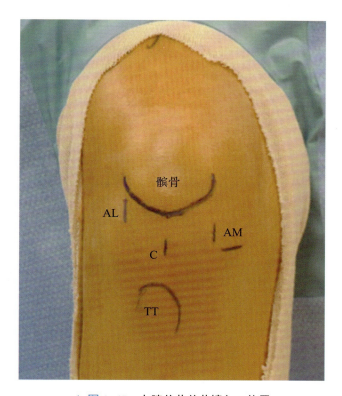

▲ 图 1-45　右膝关节关节镜入口位置

AL. 前外侧入口；AM. 前内侧入口；TT. 胫骨结节；C. 中间入口

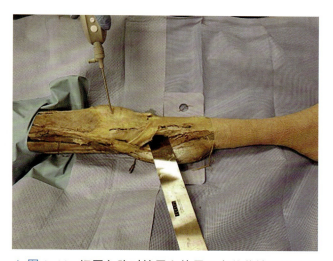

▲ 图 1-46　切开入路时放置和使用无水关节镜以显示关节，这可以通过标准的关节镜前方入路（如图所示）进行，或通过半月板下方入路来"观察周围和上方"的胫骨平台边缘，以获得更好的显露

参考文献

[1] Ishii Y, Terajima K, Terashima S, Koga Y. Three-dimensional kinematics of the human knee with intracortical pin fixation. *Clin Orthop Relat Res.* 1997;343:144–150.

[2] Kim HY, Kim KJ, Yang DS, Jeung SW, Choi HG, Choy WS. Screw-home movement of the tibiofemoral joint during normal gait: three-dimensional analysis. *Clin Orthop Surg.* 2015;7(3):303–309.

[3] Loudon JK. Biomechanics and pathomechanics of the patellofemoral joint. *Int J Sports Phys Ther.* 2016;11(6):820–830.

[4] Schindler OS, Scott WN. Basic kinematics and biomechanics of the patella-femoral joint part 1: the native patella. *Acta Orthop Belg.* 2011;77(4):421–431.

[5] Thamyongkit S, Fayad LM, Jones LC, Hasenboehler EA, Sirisreetreerux N, Shafiq B. The distal femur is a reliable guide for tibial plateau fracture reduction: a study of measurements on 3D CT scans in 84 healthy knees. *J Orthop Surg Res.* 2018;13(1):224.

[6] Johannsen AM, Cook AM, Gardner MJ, Bishop JA. Defining the width of the normal tibial plateau relative to the distal femur: critical normative data for identifying pathologic widening in tibial plateau fractures. *Clin Anat.* 2018;31(5):688–692.

[7] LaPrade RF, Engebretsen AH, Ly TV, Johansen S, Wentorf FA, Engebresten L. The anatomy of the medial part of the knee. *J Bone Joint Surg Am.* 2007;89(9):2000–2010.

[8] Quiles C, Constantino JA, Ganan Y, Macias D, Quiles M. Stereophoto-grammetric surface anatomy of the anterior cruciate ligament's tibial footprint: precise osseous structure and distances to arthroscopically-relevant landmarks. *Knee.* 2018;25(4):531–544.

[9] Sheps DM, Otto D, Fernhout M. The anatomic characteristics of the tibial insertion of the posterior cruciate ligament. *Arthroscopy.* 2005;21(7):820–825.

[10] James EW, LaPrade CM, LaPrade RF. Anatomy and biomechanics of the lateral side of the knee and surgical implications. *Sports Med Arthrosc Rev.* 2015;23(1):2–9.

[11] Chen HW, Luo CF. Extended anterolateral approach for treatment of posterolateral tibial plateau fractures improves operative procedure and patient prognosis. *Int J Clin Exp Med.* 2015;8(8):13708–13715.

[12] Hu SJ, Chang SM, Zhang YQ, Ma Z, Du SC, Zhang K. The anterolateral supra-fibular-head approach for plating posterolateral tibial plateau fractures: a novel surgical technique. *Injury.* 2016;47:502–507.

[13] Cho JW, Smal P, Jeon YS, Oh CW, Oh JK. Rim plating of posterolateral fracture fragments (PLFs) through a modified anterolateral approach in tibial plateau fractures. *J Orthop Trauma.* 2016;30(11):e362–e368.

[14] Berwin JT, Donovan RL, Riddick A, Kelly MB. The "FCR" approach to the knee for the management of posterior tibial plateau fractures. *J Orthop Trauma.* 2020;34(6):e221–e224.

[15] Yin Z, Yang W, Gu Y, et al. A modified direct posterior midline approach for the treatment of posterior column tibial plateau fractures. *J Knee Surg.* 2020;33:646–654.

[16] Luo CF, Sun H, Zhang B, Zeng BF. Three-column fixation for complex tibial plateau fractures. *J Orthop Trauma.* 2010;24(11):683–692.

[17] Carlson DA. Posterior bicondylar tibial plateau fractures. *J Orthop Trauma.* 2005;19(2):73–78.

[18] Lin KC, Tarng YW, Lin GY, Yang SW, Hsu CJ, Renn JH. Prone and direct posterior approach for management of posterior column tibial plateau fractures. *Orthop Traumatol Surg Res.* 2015;101(4):477–482.

[19] Alpert JM, McCarty III LP, Bach BRJR. The direct posterior approach to the knee: surgical and anatomic approach. *J Knee Surg.* 2008;21(1):44–49.

[20] Berber R, Lewis CP, Copas D, Forward DP, Moran CG. Postero-medial approach for complex tibial plateau injuries with a postero-medial or postero-lateral shear fragment. *Injury.* 2014;45(4):757–765.

[21] Lobenhoffer P, Gerich T, Bertram T, Lattermann C, Pohlemann T, Tscheme H. [Particular posteromedial and posterolateral approaches for the treatment of tibial head fractures]. *Unfallchirurg.* 1997;100(12):957–967.

[22] Garner MR, Warner SJ, Lorich DG. Surgical approaches to posterolateral tibial plateau fractures. *J Knee Surg.* 2016;29(1):12–20.

[23] Frosch KH, Balcarek P, Walde T, Sturmer KM. A new posterolateral approach without fibula osteotomy for the treatment of tibial plateau fractures. *J Orthop Trauma.* 2010;24(8):515–520.

[24] Chen C, Huang L, Zheng H, et al. Combined direct posterior split-gastrocnemius approach for the posterolateral tibial plateau involved fractures. *Ther Clin Risk Manag.* 2019;15:1461–1467.

[25] Chang SM, Zheng HP, Li HF, et al. Treatment of isolated posterior coronal fracture of the lateral tibial plateau through posterolateral approach for direct exposure and buttress plate fixation. *Arch Orthop Trauma Surg.* 2009;129(7):955–962.

[26] Wei X, Wang Z, Lu Y, Sun J, Riehl J. Surgical treatment for avulsion fractures of the anterolateral ligament associated with periarticular fractures of the knee. *J Knee Surg.* 2021. PMID 34507364. Online ahead of print.

第 2 章　损伤机制、评估和临时固定
Mechanism, Evaluation, and Temporary Fixation

Jesse Jay Caballero, MD　　Jan Szatkowski, MD, MBA　　Abhijit Seetharam, MD　　Yohan Jang DO, FAAOS　　著

辛大江　曲　光　张　宁　译　　陈文韬　校

一、背景

（一）流行病学特征

累及胫骨关节面骨折占所有长骨骨折的 1% 以上，占胫骨近端骨折 / 脱位的 56.9%，占所有老年骨折的 8%[1-4]。此类骨折的年发病率为 10.3/10 万[5]。入院治疗的胫骨平台骨折合并多发创伤的发生率为 16%～40%[6-8]。与其他关节周围损伤相似，男性和女性患者的年龄都呈双峰分布[2]。大部分骨折发生在男性（70%），40—44 岁男性是好发群体。粉碎性骨折多发于男性[3]。男性和女性的发病率在 60 岁以后发生反转，女性（61%）占主导地位[4, 9]。随着多数发达国家预期寿命的增加和人口老龄化的加剧，低能量胫骨平台骨折的发生率将继续增加。内科并发症和某些药物会影响骨骼质量，增加术后感染的风险，并抑制伤口愈合。

（二）损伤机制

胫骨平台骨折的损伤机制因患者年龄而异。老年人胫骨平台骨折的主要原因是低能量跌倒损伤。骨质减少和骨质疏松在骨折机制和类型中发挥了重要作用。作用在骨骼上的力决定了与骨骼质量相关的骨折类型。低骨密度降低了损伤力量阈值。老年人外侧骨折比内侧骨折更常见。低能量损伤更容易造成压缩性骨折。青年人中高能量机制占主导地位。损伤机制包括车祸、运动和高处坠落。总体而言，最常见的损伤机制是行人被机动车撞伤（30%），其次是低能量跌落伤（22%）[10]。

外力的大小和方向会影响骨折形态。成角、轴向和压缩力量都能导致平台骨折。轴向载荷通常是损伤机制的主要组成部分，能产生比成角力更高的能量，造成骨折。一般来说，更大的轴向载荷会导致更严重的骨折，并伴有粉碎加重、骨块移位和合并软组织损伤。一项研究损伤机制的尸体研究表明[11]，单纯的外翻力可导致典型的外侧劈裂骨折，轴向力可导致关节压缩骨折，轴向力和外翻力联合可导致劈裂 - 塌陷骨折。单纯外侧平台骨折的内侧副韧带可作为中枢点，引发外侧股骨髁撞击外侧胫骨平台。因为正常膝关节外翻为 5°～7°，胫骨近端更容易受到外翻力影响。此外，侧向撞击是此类骨折的常见损伤机制。

二、临床评价

急诊初步评估

胫骨平台骨折患者在急诊的评估与处理，将为获得良好疗效奠定基础。患者伤后出现膝关节周围疼痛和压痛，则应怀疑胫骨平台骨折。疼痛可能位于胫骨近端骨折部位。患者可能出现肉眼可见、继发于关节内骨折的关节血肿。患者也可主诉继发于韧带或半月板损伤的深部疼痛。如后所述，疑似胫骨平台骨折的评估从病史和体格检查开始。损伤机制有助于预测损伤的严重程度、骨折类型和合并损伤。例如，站立位跌倒是一种低能量机制，因此软组织、神经血管损伤或骨 - 筋膜室综合征（compartment syndrome，CS）的风险很低。然而，如果是高能量损伤（如机动车事

故、行人被撞或高处坠落），则须警惕需要紧急或急诊处理的合并损伤。全面的体格检查有助于诊断合并损伤、确定未来的手术时机和治疗方案。

检查软组织将提示是否存在明显肿胀、擦伤、水疱和开放性损伤。延迟初始剂量的抗生素给药会显著增加感染的风险，开放性骨折需要立即使用抗生素[12]。抗生素的覆盖范围以受伤和污染的严重程度为指导，通常包括革兰阳性菌。如果开放性骨折损伤较为严重，建议预防革兰阴性菌，如果合并土壤污染，加用青霉素[13, 14]。如前所述，应进行全面的神经血管检查。无论是完全或部分的神经功能障碍，都应记录在案。内侧平台骨折和高能量损伤合并腓总神经牵拉损伤概率较高[15]。如果下肢远端脉搏异常，应进一步测量踝肱指数（ankle-brachial index，ABI）、行 CT 动脉造影（CT angiography，CTA）或完善血管外科会诊。此外，腿部骨 – 筋膜室的评估也很重要。如果基于典型的体征和症状或测量的骨 – 筋膜室压力，骨 – 筋膜室综合征诊断明确，应制订紧急筋膜切开术。对于高能量机制损伤的患者，应密切观察骨 – 筋膜室综合征的发展。

X 线片最终指导治疗决策并确定合并损伤的风险。CT 虽然可以更好地描述胫骨平台骨折的特征，但不需要在急诊室评估期间进行。对于粉碎和短缩骨折应用临时外固定的患者，CT 可以更好地显示骨折块情况。

1. 病史

掌握胫骨平台骨折患者的详细病史是非常重要的。损伤机制及其严重程度，是否需要急诊处理需被明确。低能量坠落或扭伤不容易造成神经血管损伤或骨 – 筋膜室综合征，而从高处坠落、机动车事故和行人被车辆撞击可能需要紧急处理。骨折类型是决定手术入路和评估并发症风险的重要因素。疼痛位置和严重程度、受伤时间、合并损伤，以及已实施的治疗都是有用信息。还应评估吸烟史、既往膝关节疾病、伤前活动状态和内科并发症，如肺部疾病、糖尿病、血管疾病、癌症、肾脏疾病、营养缺乏、既往较差的双能 X 线

吸收测定法（dual energy X-ray absorptiometry，DEXA）扫描结果及免疫抑制药物的应用。内科并发症和某些药物可影响骨质量，增加术后感染的风险，并抑制伤口愈合。了解患者的活动水平、社会支持、精神状况和就业状况，以便制订适当的治疗计划和掌握患者的术后预期。

2. 体格检查

作为胫骨平台骨折初步评估的一部分，应该尝试排除软组织损伤、开放性骨折、骨 – 筋膜室综合征、神经血管损伤。受伤肢体应进行全面评估，尤其是被覆皮肤和神经血管基本状态。应全面视诊和触诊周围皮肤和软组织，评估开放性损伤和软组织损伤的严重程度。软组织损伤严重程度通过范围、特征、肿胀的部位、挫伤和骨折水疱进一步描述。软组织评估是决定手术入路和时机的关键。

肿胀、僵硬、感觉异常和被动牵拉痛提示骨 – 筋膜室综合征。其可以在伤后几天出现，所以应该在患者住院期间监测是否发生骨 – 筋膜室综合征。对高能量骨折类型或昏迷的患者，应考虑测量骨 – 筋膜室压力，并根据临床评估重复测量。无论是通过骨 – 筋膜室压升高还是体格检查诊断，骨 – 筋膜室综合征应行急诊筋膜切开术。关于骨 – 筋膜室综合征的更多细节将在后面给出。

对于高能量损伤，特别是骨折脱位和干骺端分离，必须全面评估神经血管。血管损伤虽然罕见，但延迟诊断和手术干预超过 8h 会导致下肢截肢率高达 86%[16-18]。神经血管评估应包括胫神经、腓浅神经、隐神经和腓肠神经的感觉分布，以及胫神经和腓神经的运动功能。同时还应包括肢体颜色、毛细血管再充盈和胫后动脉及足背动脉的远端脉搏触诊。检查结果应与对侧比较。脉搏或感觉的任何差异都可通过踝肱指数进一步评估。高能量骨折应尽可能测量踝肱指数。踝肱指数 > 0.8 具有非常高的阴性预测值，接近 100%。踝肱指数 < 0.9 时，应完善 CT 血管造影和（或）血管外科会诊[16]。

如果怀疑骨折不稳定，而影像学又不明确，可行内翻和外翻应力试验。外翻不稳定是潜在手

术指征，尤其是外侧胫骨平台骨折。只有手术复位固定骨折才能解决不稳定[19, 20]。

三、影像和评价

影像是初步评估的关键部分。影像资料包括平片、三维重建 CT 和磁共振成像（magnetic resonance imaging，MRI）。影像学检查是评估损伤和确定治疗方案的必要手段。

（一）X 线片

X 线片是评估可疑胫骨平台骨折的首要影像学检查（图 2-1）。对简单骨折，X 线片可作为唯一检查手段。膝关节通常需行正位和侧位平片。从标准的 90° 正位将 X 线向足侧倾斜 10°～15° 的足侧倾斜位平片（亦称"胫骨平台位"）作为一种补充平片。其可以消除胫骨平台 15° 的后倾角。胫骨平台位平片可显示胫骨平台关节面。相比于正位和侧位，胫骨平台位平片近端关节面呈一条线，可更好地评估关节面的塌陷程度[21]。此外，还应拍摄胫骨全长片。斜位片曾被用于评估骨折线和移位程度；然而，CT 扫描已经很大程度上取代了这些检查。值得注意的是，单纯 X 线片可能漏诊

骨质疏松患者的不全骨折[22]。

X 线片可以指导治疗方案，并评估合并损伤的风险。手术的影像学指征包括外翻大于 5° 的外侧平台骨折、内侧平台骨折、双侧骨折、关节塌陷大于 3mm、平台增宽大于 5mm 的骨折[23]。正位片的关节面塌陷和软骨下骨致密影，提示压缩骨折。正位片也可评估膝关节力线和骨折类型。劈裂骨折和外侧平台骨折发生外侧半月板撕裂的概率较高[24]。内侧胫骨平台骨折通常系高能量造成，在此类病例中应该高度警惕骨折脱位。内侧胫骨平台骨折需仔细检查神经血管，必要时测量踝肱指数。此外，内侧胫骨平台骨折常合并内侧半月板撕裂和前交叉韧带（anterior cruciate ligament，ACL）断裂。前交叉韧带断裂与包括干骺端分离的骨折类型有显著关联[25, 26]。侧位片可用于评估内侧平台，显示冠状面劈裂骨折。冠状面劈裂骨折好发于内侧平台，容易在正位片被漏诊[26]。合并较大后内侧骨块的骨折需要应用后内侧入路进行固定。

在一些长期随访中，一些关节塌陷高达 10mm 的患者，仍保持关节稳定和可接受的功能。不过，如果合并关节台阶和关节中央塌陷造成不稳定，预后差[27]。此外，超过 5° 的力线不良可能使创伤

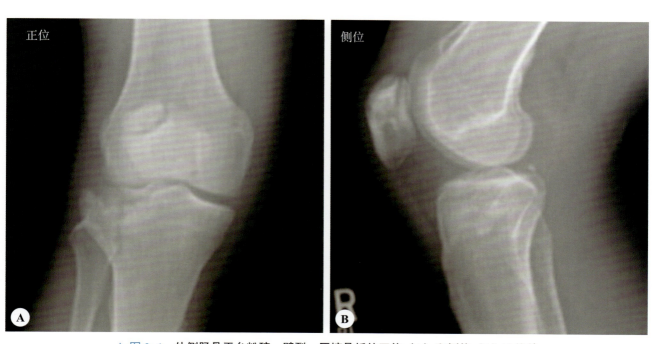

▲ 图 2-1　外侧胫骨平台粉碎、劈裂、压缩骨折的正位（A）和侧位（B）X 线片

继发退行性关节炎的发病率增加 3 倍[28]。

当移位较大时，牵引状态下的 X 线片和 CT 扫描片可用于评估骨折解剖。牵引位图像可通过手动牵引或跨关节外固定架固定获得。对于严重粉碎性骨折，健侧 X 线片可提供包括平台宽度、冠状位力线和矢状面平台后倾角的复位模板。

（二）计算机断层扫描

CT 扫描已成为评估胫骨平台骨折的常规检查（图 2-2）。水平位 CT 扫描能较好显示 X 线片上不明显的后内侧骨折。水平位 CT 和重建提供了骨折解剖信息，有助于术前规划。许多研究表明，除了 X 线平片，CT 扫描能让外科医生更可靠地对骨折进行分类，有助于提供最佳治疗方案[29-34]。CT 比 X 线平片更容易显示关节移位和粉碎程度。CT 还可以更好地评估骨折线位置和走行、压缩程度和关节骨块的大小，为术前规划提供重要信息。

作为普通平片的补充，CT 图像应被系统调阅。CT 的关节积血征，提示存在关节内骨折，常见于胫骨平台隐性骨折。复杂的骨折类型在 CT 上显示更清晰。应排除后外侧和后内侧骨折，两者通常需要额外的固定。这些骨折可发生于胫骨平台双髁骨折。后外侧骨块可能表现为垂直方向的倒锥形，占据外侧平台表面的 1/3[35]。后内侧骨块通常定义为内侧平台的后侧关节骨折，通常在水平位 CT 图像上显示。此类骨块的固定失败可能导致骨折复位不良和术后并发症[36]。

（三）磁共振成像

MRI 越来越多地用于评估胫骨平台骨折。有些研究认为，只有 MRI 才能充分显示软组织损伤，特别是与高能量骨折相关的韧带和半月板损伤等软组织损伤[37]。韧带和半月板损伤都是胫骨平台骨折的常见情况，MRI 比 CT 检查更加敏感[38]。与 CT 一样，MRI（图 2-3）也能检测到关节积血。MRI 是诊断 X 线片无法确认隐匿性骨折的金标准。

（四）骨-筋膜室综合征

骨-筋膜室综合征是一种发生在肢体的、有时会危及生命的综合征，如果没有得到适当的诊断和治疗，可能会导致灾难性后果。创伤或其他引起出血、水肿或血管损伤的情况，造成骨-筋膜室内压力增加，发生骨-筋膜室综合征。由于筋膜和结缔组织缺乏弹性，骨-筋膜室内增加的压力最终会压迫薄壁静脉，导致静脉高压，最终导致组织缺血。肌肉坏死可在骨-筋膜室综合征发病后 2h 内迅速出现[39]。不可逆的神经损伤发生在发病后 6～8h。考虑到高能量损伤，胫骨平台骨折通常与小腿的骨-筋膜室综合征有关。报道的发生率各不相同，有研究报道 53% 的 Schatzker Ⅳ型胫骨平台骨折发生骨-筋膜室综合征[40]。文献报道胫骨平台骨折后骨-筋膜室综合征的发生率为 1%～11%[41-43]。一些研究表明胫骨平台骨折合并急性骨-筋膜室综合征可导致术后并发症，如骨不连和感染[44-48]。急性骨-筋膜室综合征需要正确地识

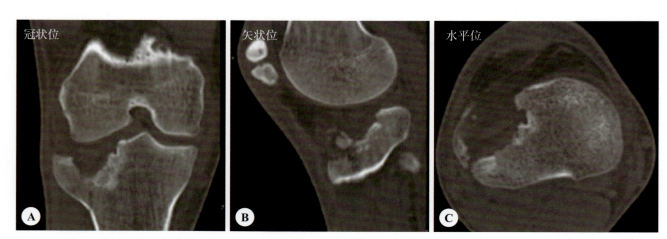

▲ 图 2-2　外侧胫骨平台劈裂 - 塌陷骨折的冠状位（A）、矢状位（B）、水平位（C）CT 扫描，内侧胫骨平台完整

别、诊断和治疗，预防出现急性和长期并发症。

早期识别和诊断骨 – 筋膜室综合征对预后至关重要。通过临床检查诊断具有挑战性。骨 – 筋膜室综合征的常见临床症状包括与病情不相称的疼痛加剧、被动牵拉痛（瞬趾被动跖屈）、感觉异常、无脉和肢体发冷。然而，这些临床征象对诊断骨 – 筋膜室综合征的敏感性较低[49-52]。此外，合并其他损伤的多发性创伤患者或太迟钝而无法自诉或行体格检查，使临床诊断更加困难（如那些插管或镇静的患者）。骨 – 筋膜室腔内压力测量是一种有用的诊断骨 – 筋膜室综合征工具。当舒张压和室内压的差值小于 30mmHg（ΔP）时骨 – 筋膜室综合征诊断成立。如 Kakar[53] 等所述，麻醉患者可能会假性降低舒张压，导致误诊骨 – 筋膜室综合征和不必要的筋膜切开术。研究还表明，

单纯的骨 – 筋膜室内压力测定 $\Delta P < 30$mmHg，可能没有临床意义[54]。一项研究表明，连续 2h 或 2h 以上测量 $\Delta P < 30$mmHg 对骨 – 筋膜室综合征诊断的敏感性为 94%[55]。骨 – 筋膜室的压力也会随着测量位置距离骨折位置的远近和测量深度的不同而变化。研究表明，最高的压力位于骨折 5cm 范围内[56] 和肌肉中部[57]。外科医生必须高度警惕胫骨平台骨折伴并发骨 – 筋膜室综合征。一旦确诊，须行紧急筋膜切开术，以防止不可逆的肢体并发症和危及生命的并发症（图 2-4）。

技术

胫骨平台骨折伴骨 – 筋膜室综合征，笔者推荐通过内侧和外侧双切口行 4 个骨 – 筋膜室切开术（双切口技术）。前外侧纵向切口从胫骨近端干骺端到胫骨远端干骺端，位于胫骨外侧缘和腓骨

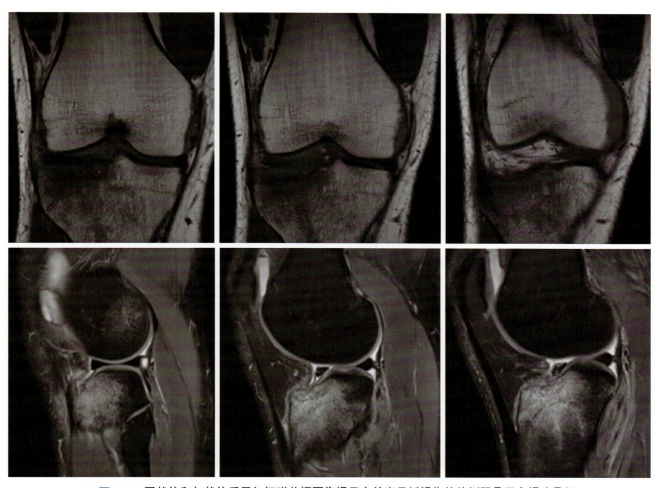

▲ 图 2-3　冠状位和矢状位质子加权磁共振图像提示合并半月板损伤的外侧胫骨平台塌陷骨折

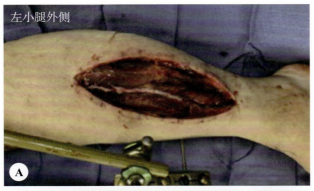

左小腿外侧

A

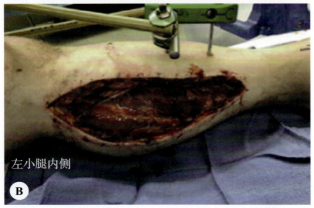

左小腿内侧

B

▲ 图 2-4　胫骨平台骨折伴骨－筋膜室综合征，应用临时外固定和内（B）、外（A）侧筋膜切开术治疗

前缘连线中点。皮下组织向下切开至筋膜。在伤口中部筋膜上做一个横向切口，触及肌间隔。在肌间隔前的筋膜切口，沿着整个胫骨切开前骨－筋膜室的筋膜。在肌间隔后方沿胫骨切开筋膜，减压外侧骨－筋膜室，同时注意避免损伤腓浅神经。筋膜松解可以用手术刀、剪刀或两者一起（图 2-5）。

为了减压后侧骨－筋膜室，在胫骨后内侧缘后 2cm 处采用后内侧切口，切口沿着整个胫骨走行。皮下分离时，注意避免损伤隐静脉和神经。沿胫骨切开筋膜，减压后浅筋膜室。在中段胫骨处切开覆盖在比目鱼肌和趾长屈肌上的筋膜，释放后深筋膜室。Cobb 骨膜剥离子沿胫骨后缘由近到远滑动完全打开后深筋膜室（图 2-6）。

一旦骨－筋膜室被减压，检查肌肉颜色、平滑度、收缩能力和出血状况（4C）。尽管 4C 和外科医生对肌肉活性的整体判断与组织学观察相关性很差，但无活力征象的肌肉应清创去除，同时也要避免过度清创[58]。干湿敷料、抗生素链珠或

负压装置可用于处理伤口。使用负压装置治疗时，外科医生应避免放置容易造成皮肤和皮下组织与伤口深处组织粘连的宽海绵，这可能需要大概率的皮片移植。建议在肿胀允许的情况下切一块宽度不超过 3cm 的海绵直接固定于皮肤上。当软组织肿胀能使伤口不能闭合，须在 24～48h 更换敷料，以便在肌肉肿胀消退时进一步闭合伤口。随着时间的推移，血管牵拉带（vessel loops）和（或）张力缝合线可用于闭合皮肤，通常可从伤口近端和远端分期闭合。最后皮肤确实无法闭合，行皮肤移植是不可避免的。

四、临时夹板和支具

应对胫骨平台损伤行适当的固定和稳定。这对防止骨折移位、降低软组织张力，以及控制疼痛很重要。临时的夹板、支架或牵引/外固定架可用于固定。

需要急诊手术干预的骨折可用长腿夹板或膝关节支具固定膝关节于伸直位。一个长腿夹板应该从大腿臀褶延伸至足部跖骨头。膝关节休息位屈曲 20°～30°。石膏衬垫应用半包裹技术充分包裹下肢。骨性突起处确保有足够的衬垫，尤其是跟骨的后结节。此类措施减少了骨性突起处压疮的风险，减少了不适感。夹板通常固定在踝关节背屈位，以避免屈曲挛缩。然而，背屈会增加骨－筋膜室压力，因此，在有发生骨－筋膜室综合征风险的患者，踝关节应轻微跖屈固定。或者石膏衬垫包裹腿部，从腹股沟到踝关节上方用内外侧的石膏托固定。踝关节背伸支具也可考虑。使用标准的膝关节固定支具比石膏固定更快捷。行外固定架之前如果不能应用石膏固定，支具可作为临时措施。最后，在某些情况下，临时跟骨牵引（后跟骨结节由内而外穿针）或者牵引靴可能是首选。

五、临时外固定

外固定作为胫骨平台骨折外手术治疗的一种形式，可以是临时的（桥接确定性内固定），也可以是永久的（确定性固定方法）。胫骨平台骨折合

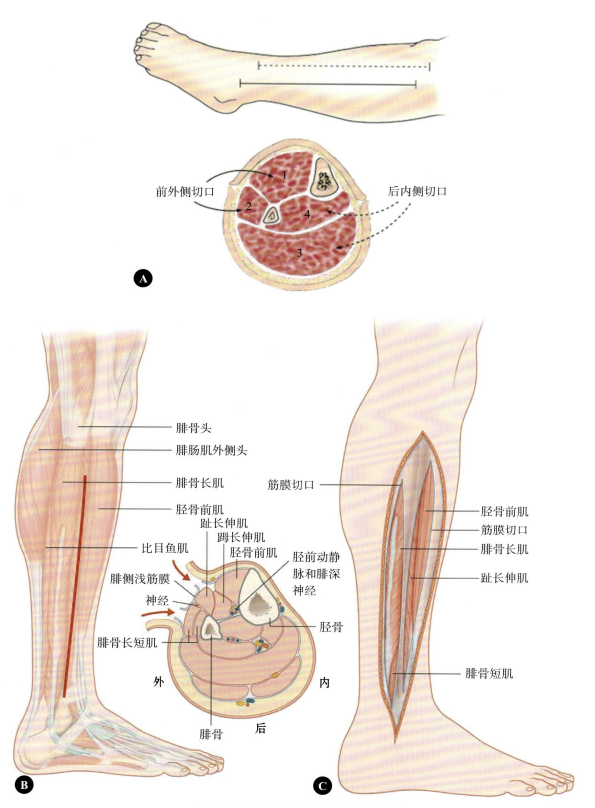

▲ 图 2-5　前方和外侧骨－筋膜室减压

A. 切口位于胫腓骨之间、纵向，自胫骨干近侧至远侧；B 和 C. 识别肌间隔，沿全长减压前方和外侧骨－筋膜室（A 引自 Essential Orthopaedics, Stephen Shaheen, Jeffrey R. Bytomski, Elsevier, 2020；B 和 C 引自 Gray's Surgical Anatomy, Thomas A Schildhauer, Christian Fisahn, Elsevier, 2020.）

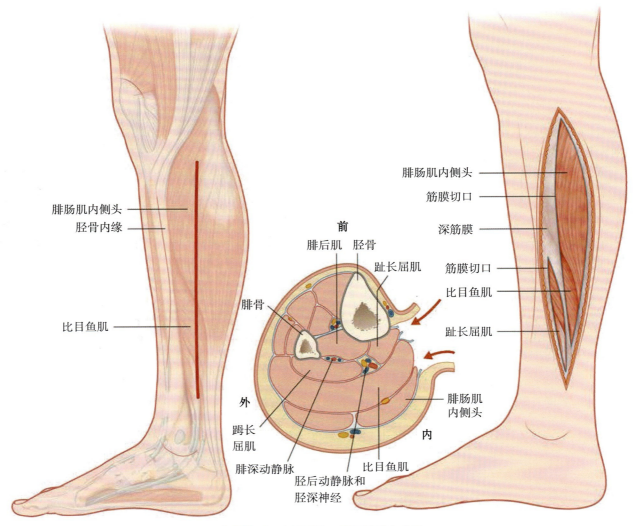

腓肠肌内侧头
筋膜切口
深筋膜
筋膜切口
比目鱼肌
趾长屈肌

腓肠肌内侧头
胫骨内缘
比目鱼肌

前
腓后肌 胫骨
趾长屈肌
腓骨
外
内
蹈长屈肌
腓肠肌内侧头
腓深动静脉
胫后动静脉和胫深神经
比目鱼肌

▲ 图 2-6 小腿后浅、后深筋膜室减压

切口位于胫骨后方 2cm，纵向，自胫骨干近侧至远侧。切开筋膜全长减压浅筋膜室。切开深筋膜，用 Cobb 骨膜剥离子自胫骨撑开比目鱼肌和趾长屈肌（Gray's Surgical Anatomy, Thomas A Schildhauer, Christian Fisahn, Elsevier, 2020.）

并软组织损伤时，有足够的能量激发局部炎症反应，引起局部水肿和静脉损伤、皮肤缺氧、水疱和罕见的肌肉坏死，继发软组织损伤[59]。因此，治疗的主要目标是减少可能加剧现有损伤的额外措施。通常需要分期治疗胫骨平台骨折，使软组织愈合和恢复。跨膝外固定架可作为临时治疗。外固定架能让外科医生在软组织恢复行内固定治疗之前，恢复力线和维持长度。胫骨近端周围软组织常受损伤，尤其是继发与高能量损伤。成功处理软组织损伤才能获得一个良好结果[60, 61]。周围的韧带、半月板和覆盖的软组织可能损伤。覆盖胫骨近端内侧和外侧以及整个胫骨前内侧的软组织

较薄，主要由皮肤和皮下组织组成。较薄的软组织覆盖更容易受到内外力的完全破坏，而腿部的前、外和后侧骨 - 筋膜室由丰富的软组织覆盖。

先前的研究表明，采用临时外固定架分期固定治疗高能量胫骨平台骨折时，软组织并发症最少[62]。基于研究结果，研究团队推荐分期治疗所有高能量胫骨平台骨折，能对伤口和水疱获得较好疗效。相反，其他研究比较了早期全面手术与分期治疗，发现两种治疗方案疗效接近，在伤口或其他术后并发症方面无显著差异[63, 64]。分期治疗手段包括早期应用外固定架行临时固定，待软组织恢复后，行确定性切开复位内固定（图 2-7）。

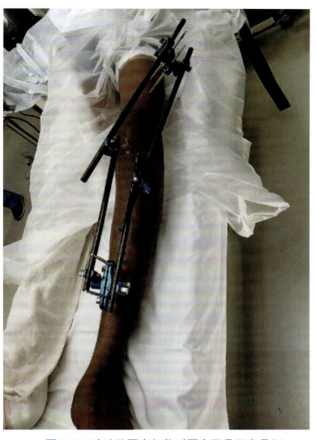

▲ 图 2-7 跨膝外固定架临时固定胫骨平台骨折

技术

固定胫骨平台骨折的经典跨膝外固定架包括 2 枚外侧或前外侧置入股骨的 5.0mm 固定针（股骨钉）和 2 枚置于胫骨干中部或远端 1/3 的固定针（胫骨钉）。胫骨钉一般置于前 / 前内侧。建议置入胫骨固定钉时在皮下部位进行预钻孔预防热坏死，而股骨固定针置入则不需要预钻孔。钻孔和置钉时需插入保护套筒。通过固定杆和夹子连接固定针。每个固定区域的固定针间距越大，外固定架就越稳定。固定针的连接平面接近骨骼 / 皮肤表面能提升稳定性。作为临时外固定，固定针应放置在损伤区域之外。此外，如果固定针要接近平台，则至少要距关节线 14mm 以上，避免穿入关节间隙[65]。虽然没有确切的证据表明穿入关节间隙会增加感染率，但有研究显示会增加感染风险[66]。将钉管夹连接固定钉和固定杆，通过肢体牵引恢复力线、长度和旋转。膝盖轻微屈曲（大约 20°），拧紧固定。膝关节有大量积血时，膝关节穿刺可缓解患者不适。外固定的目的是恢复骨折的长度、力线和稳定性，直至行最终的固定。

病例 2-1

患者男性，19 岁，发生车祸伤。急诊科就诊时，主诉右膝疼痛，伴肿胀、畸形和疼痛。初步体格检查提示腿部骨-筋膜室质软、可回缩，神经血管完好。需进一步进行 X 线评估（图 2-8）。

由于单纯胫骨平台内侧骨折与血管损伤高度相关，需要进一步测量踝肱指数和完善 CT 血管造影。踝肱指数为 0.85（图 2-9）。

CT 血管造影未见血管损伤，患者无任何骨-筋膜室综合征的体征或症状。由于胫骨平台骨折脱位不稳定，同时合并严重软组织肿胀和水疱，采用分期治疗（图 2-10）。

放置临时外固定架后，对骨折进行 CT 扫描，进行术前规划（图 2-11）。软组织肿胀消退后，去除外固定架后，通过双切口（前外侧和后内侧）进行切开复位内固定（图 2-12）。

术后应用铰链式膝关节支具将膝关节固定于伸直位。远期治疗方案是术后 2 周开始逐步增加膝关节活动度，3 个月内非负重锻炼。

该病例的关键点是，对于胫骨平台骨折脱位怀疑伴发血管损伤的患者，需测量踝肱指数和 CT 血管造影来排除血管损伤。此外，对于伴有软组织损伤的不稳定骨折采用分期治疗的方案更安全，临时外固定、远离损伤区域安放外固定架、恢复长度和力线。最后，切开复位内固定的目标包括恢复肢体长度、力线、胫骨髁宽度及关节面的连续性，稳定固定以早期活动。

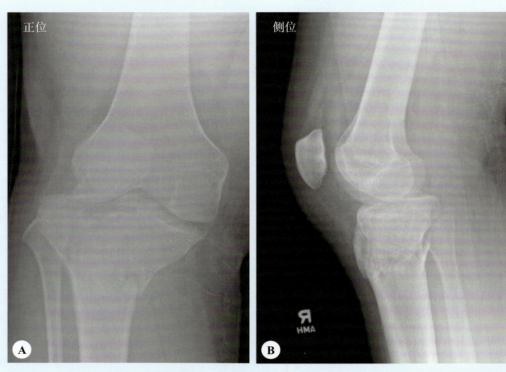

▲ 图 2-8　膝关节正侧位片显示胫骨平台双髁骨折伴胫骨干骺端分离、膝关节外侧脱位。另外，胫骨平台外侧髁变宽、关节面塌陷，膝关节肿胀符合关节积脂血征表现

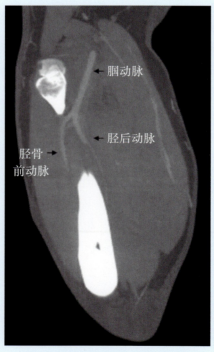

▲ 图 2-9　矢状位 CT 血管造影显示正常出现的腘动脉分为胫前动脉和胫后动脉，下肢血管整体评估后除外损伤

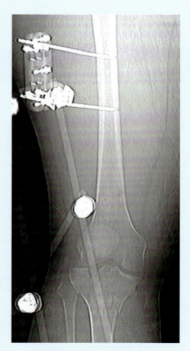

▲ 图 2-10　跨膝关节外固定架临时固定骨折脱位的胫骨平台。股骨干可见近端固定针，胫骨干可见远端固定针。外固定针应放置在损伤区域外，避免污染及干扰内置物

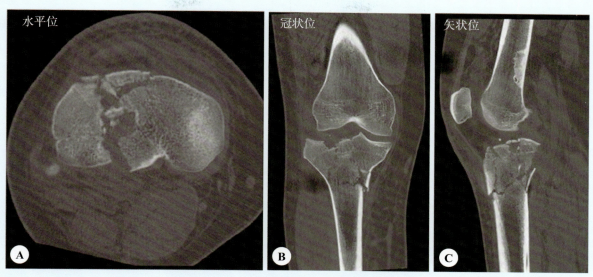

▲ 图 2–11　临时外固定后，行 CT 扫描评估韧带整复状态下的胫骨平台骨折，外侧平台显示粉碎、劈裂 – 塌陷和干骺端横向移位。整体长度、力线和旋转维持良好

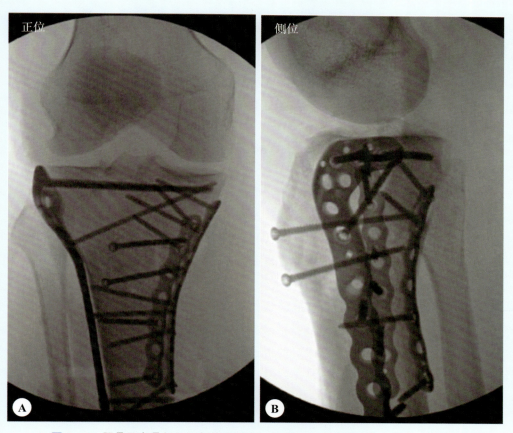

▲ 图 2–12　胫骨平台骨折切开复位内固定，关节面、干骺端对线、长度、旋转恢复

病例 2-2

患者男性，27岁，高速车祸伤，被转运至笔者创伤中心。患者合并左胫骨近端开放性损伤，右手腕畸形。既往史除了每天1包烟，无特殊。

体格检查发现近端胫骨前方有2处线形撕裂伤，缓慢渗血。没有明显的严重污染。小腿在胫骨处非常不稳定。小腿的运动和感觉完好。脉搏不能触及，多普勒超声显示毛细血管血流缓慢。

测量踝肱指数为0.60。

静脉注射头孢唑林，注射破伤风加强剂和完善影像学检查（图2-13）。

由于踝肱指数为0.60，考虑存在血管损伤，对患者进行了CT血管造影检查（图2-14）。

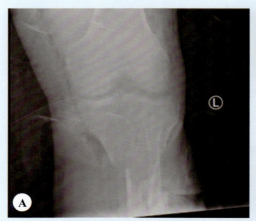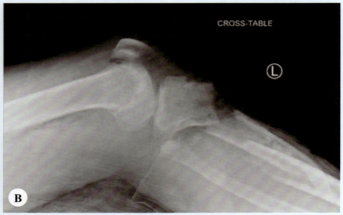

▲ 图 2-13　左膝初始X线片显示胫骨平台双髁骨折伴干骺端分离［胫骨平台骨折正（A）、侧（B）位片］

CT血管造影观察到血管损伤，结合患者系高能量损伤，被紧急送往手术室行血管修复和骨折的临时固定。血管外科医生修复腘动脉之后行骨科手术。

由于是开放性骨折，先进行彻底的清创术，取出一些无法存活的碎骨块。之后切开4个骨-筋膜室的筋膜。干骺端的大骨缺损，用抗生素骨水泥填充（图2-15）。

患者于次日进行髓内钉和胫腓关节固定术（图2-16），整形外科团队行腓肠肌皮瓣和全厚皮片移植覆盖伤口。后期治疗并不复杂，不需要再进手术室。最终固定7天后（皮瓣覆盖6天后）患者出院。患者左下肢足趾可触地部分负重。

本病例的关键点包括开放性骨折的彻底清创，同时应用抗生素和破伤风疫苗。此外，高度怀疑这种骨折类型的血管损伤，及时进行踝肱指数检查和CT扫描，实现早期血管修复和4个骨-筋膜室筋膜切开术。本病例提供了一个分期固定的例子，包括临时外固定稳定骨折，允许血管修复和软组织处理，同时给予局部和全身抗生素，并计划最终固定和皮瓣覆盖术。

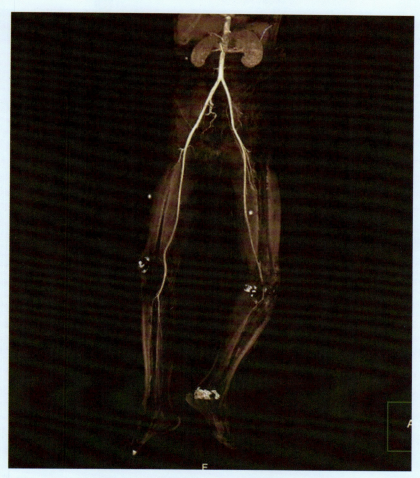

▲ 图 2–14　下肢 CT 血管造影显示腘动脉于胫骨平台平面损伤，远端血供差

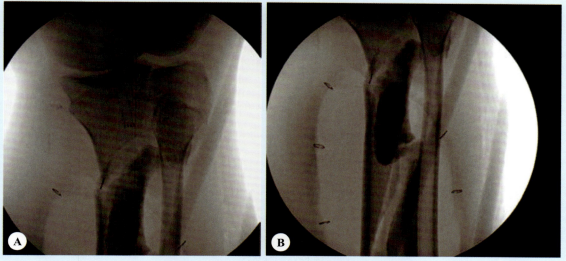

▲ 图 2–15　初次清创、冲洗和外固定的术中 X 线透视，跨膝外固定，钢针置于股骨远端和胫骨干。放置抗生素骨水泥填充物以填充干骺端骨缺损

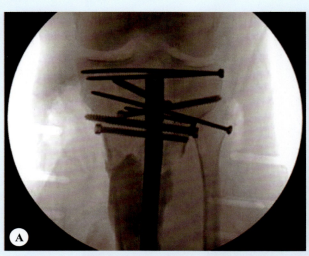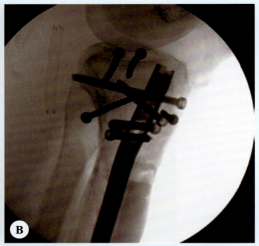

▲ 图 2-16　术中 X 线透视显示用关节周围螺钉固定关节面，植入胫骨髓内钉恢复胫骨对线、长度和旋转。对侧未受伤的胫骨可用于指导髓内钉长度

六、Szatkowski 的提示和技巧

- 开放性骨折尽早使用抗生素和破伤风预防。
- 脱位类型的骨折，检查踝肱指数；如果异常，进行 CT 血管造影并请血管外科会诊。
- 胫骨平台骨折应高度怀疑合并骨 – 筋膜室综合征。

- 合并软组织损伤的不稳定骨折，考虑在最终固定前行临时外固定。
- 放置临时外固定架，应将固定钉放置于损伤区和预期内固定物区之外。
- 临时外固定的目标是恢复长度、力线和稳定性。

参考文献

[1] Court-Brown CM, Caesar B. Epidemiology of adult fractures: a review. *Injury*. 2006;37(8):691–697.

[2] Moore TM, Patzakis MJ, Harvey JP. Tibial plateau fractures: definition, demographics, treatment rationale, and long-term results of closed traction management or operative reduction. *J Orthop Trauma*. 1987;1(2):97–119.

[3] Albuquerque RP, Hara R, Prado J, Schiavo L, Giordano V, do Amaral NP. Epidemiological study on tibial plateau fractures at a level I trauma center. *Acta Ortop Bras*. 2013;21(2):109–115.

[4] Yuwen P, Lv H, Chen W, et al. Age-, gender-and Arbeitsgemeinschaft für Osteosynthesefragen type-specific clinical characters of adult tibial plateau fractures in eighty three hospitals in China. *Int Orthop*. 2018;42(3):667–672.

[5] Elsoe R, Larsen P, Nielsen NP, Swenne J, Rasmussen S, Ostgaard SE. Population-based epidemiology of tibial plateau fractures. *Orthopedics*. 2015;38(9):e780–e786.

[6] Ebraheim NA, Sabry FF, Haman SP. Open reduction and internal fixation of 117 tibial plateau fractures. *Orthopedics*. 2004;27(12):1281–1287.

[7] Blokker CP, Rorabeck CH, Bourne RB. Tibial plateau fractures: an analysis of the results of treatment in 60 patients. *Clin Orthop Relat Res*. 1984;(182):193–199.

[8] Kugelman DN, Qatu AM, Strauss EJ, Konda SR, Egol KA. Knee stiffness after tibial plateau fractures: predictors and outcomes (OTA-41). *J Orthop Trauma*. 2018;32(11):e421–e427.

[9] He QF, Sun H, Shu LY, et al. Tibial plateau fractures in elderly people: an institutional retrospective study. *J Orthop Surg Res*. 2018;13(1):276.

[10] Kugelman D, Qatu A, Haglin J, Leucht P, Konda S, Egol K. Complications and unplanned outcomes following operative treatment of tibial plateau fractures. *Injury*. 2017;48(10):2221–2229.

[11] Kennedy JC, Bailey WH. Experimental tibial-plateau fractures: studies of the mechanism and a classification. *J Bone Joint Surg Am*. 1968;50(8):1522–1534.

[12] Wilkins J, Patzakis M. Choice and duration of antibiotics in open fractures. *Orthop Clin North Am*. 1991;22(3):433–437.

[13] Hoff WS, Bonadies JA, Cachecho R, Dorlac WC. East Practice Management Guidelines Work Group: update to practice management guidelines for prophylactic antibiotic use in open fractures. *J Trauma*. 2011;70(3):751–754.

[14] Carver DC, Kuehn SB, Weinlein JC. Role of systemic and local antibiotics in the treatment of open fractures. *Orthop Clin N Am*.

2017;48(2):137–153.

[15] Schatzker J, McBroom R, Bruce D. The tibial plateau fracture: the Toronto experience 1968–1975. Clin Orthop Rel Res. 1979(138):94–104.

[16] Halvorson JJ, Anz A, Langfitt M, et al. Vascular injury associated with extremity trauma: initial diagnosis and management. *J Am Acad Orthop Surg.* 2011;19(8):495–504.

[17] Green NE, Allen BL. Vascular injuries associated with dislocation of the knee. *J Bone Joint Surg Am.* 1977;59(2):236–239.

[18] Stayner LR, Coen MJ. Historic perspectives of treatment algorithms in knee dislocation. *Clin Sports Med.* 2000;19(3):399–413.

[19] Rasmussen PS. Tibial condylar fractures. Impairment of knee joint stability as an indication for surgical treatment. *J Bone Joint Surg Am.* 1973;55(7):1331–1350.

[20] Lansinger O, Bergman B, Körner L, Andersson GB. Tibial condylar fractures: a twenty-year follow-up. *J Bone Joint Surg Am.* 1986;68(1):13–19.

[21] Moore TM, Harvey Jr JP. Roentgenographic measurement of tibial-plateau depression due to fracture. *J Bone Joint Surg Am.* 1974;56(1):155–160.

[22] Prasad N, Murray JM, Kumar D, Davies SG. Insufficiency fracture of the tibial plateau: an often missed diagnosis. *Acta Orthop Belg.* 2006;72(5):587–591.

[23] Honkonen SE. Indications for surgical treatment of tibial condyle fractures. *Clin Orthop Rel Res.* 1994;(302):199–205.

[24] Gardner MJ, Yacoubian S, Geller D, et al. Prediction of soft-tissue injuries in Schatzker II tibial plateau fractures based on measurements of plain radiographs. *J Trauma.* 2006;60(2):319–323. discussion 324.

[25] Gardner MJ, Yacoubian S, Geller D, et al. The incidence of soft tissue injury in operative tibial plateau fractures: a magnetic resonance imaging analysis of 103 patients. *J Orthop Trauma.* 2005;19(2):79–84.

[26] Berkson EM, Virkus WW. High-energy tibial plateau fractures. *J Am Acad Orthop Surg.* 2006;14(1):20–31.

[27] Marsh JL, Buckwalter J, Gelberman R, et al. Articular fractures: does an anatomic reduction really change the result? *J Bone Joint Surg Am.* 2002;84(7):1259–1271.

[28] Rademakers MV, Kerkhoffs GM, Sierevelt IN, Raaymakers EL, Marti RK. Operative treatment of 109 tibial plateau fractures: five-to 27–year follow-up results. *J Orthop Trauma.* 2007;21(1):5–10.

[29] Chan PS, Klimkiewicz JJ, Luchetti WT, et al. Impact of CT scan on treatment plan and fracture classification of tibial plateau fractures. *J Orthop Trauma.* 1997;11(7):484–489.

[30] Wicky S, Blaser PF, Blanc CH, Leyvraz PF, Schnyder P, Meuli RA. Comparison between standard radiography and spiral CT with 3D reconstruction in the evaluation, classification and management of tibial plateau fractures. *Eur Radiol.* 2000;10(8):1227–1232.

[31] Macarini L, Murrone M, Marini S, Calbi R, Solarino M, Moretti B. Tibial plateau fractures: evaluation with multidetector-CT. *Radiol Med.* 2004;108(5–6): 503–514.

[32] Brunner A, Horisberger M, Ulmer B, Hoffmann A, Babst R. Classification systems for tibial plateau fractures; does computed tomography scanning improve their reliability? *Injury.* 2010;41(2):173–178.

[33] Molenaars RJ, Mellema JJ, Doornberg JN, Kloen P. Tibial plateau fracture characteristics: computed tomography mapping of lateral, medial, and bicondylar fractures. *J Bone Joint Surg Am.* 2015;97(18):1512–1520.

[34] Liow RY, Birdsall PD, Mucci B, Greiss ME. Spiral computed tomography with two-and three-dimensional reconstruction in the management of tibial plateau fractures. *Orthopedics.* 1999;22(10):929–932.

[35] Sohn HS, Yoon YC, Cho JW, Cho WT, Oh CW, Oh JK. Incidence and fracture morphology of posterolateral fragments in lateral and bicondylar tibial plateau fractures. *J Orthop Trauma.* 2015;29(2):91–97.

[36] Higgins TF, Kemper D, Klatt J. Incidence and morphology of the posteromedial fragment in bicondylar tibial plateau fractures. *J Orthop Trauma.* 2009;23(1):45–51.

[37] Stannard JP, Lopez R, Volgas D. Soft tissue injury of the knee after tibial plateau fractures. *J Knee Surg.* 2010;23(4):187–192.

[38] Mui LW, Engelsohn E, Umans H. Comparison of CT and MRI in patients with tibial plateau fracture: can CT findings predict ligament tear or meniscal injury? *Skelet Radiol.* 2007;36(2):145–151.

[39] Vaillancourt C, Shrier I, Vandal A, et al. Acute compartment syndrome: how long before muscle necrosis occurs? *CJEM.* 2004;6(3):147–154.

[40] Stark E, Stucken C, Trainer G, Tornetta 3rd P. Compartment syndrome in Schatzker type VI plateau fractures and medial condylar fracture-dislocations treated with temporary external fixation. *J Orthop Trauma.* 2009;23(7):502–506.

[41] Ziran BH, Becher SJ. Radiographic predictors of compartment syndrome in tibial plateau fractures. *J Orthop Trauma.* 2013;27(11):612–615.

[42] Park S, Ahn J, Gee AO, Kuntz AF, Esterhai JL. Compartment syndrome in tibial fractures. *J Orthop Trauma.* 2009;23(7):514–518.

[43] Andrews JR, Tedder JL, Godbout BP. Bicondylar tibial plateau fracture complicated by compartment syndrome. *Orthop Rev.* 1992;21(3):317–319.

[44] Shao J, Chang H, Zhu Y, et al. Incidence and risk factors for surgical site infection after open reduction and internal fixation of tibial plateau fracture: a systematic review and meta-analysis. *Int J Surg.* 2017;41:176–182.

[45] Norris GR, Checketts JX, Scott JT, Vassar M, Norris BL, Giannoudis PV. Prevalence of deep surgical site infection after repair of periarticular knee fractures: a systematic review and meta-analysis. *JAMA Netw Open.* 2019;2(8):e199951.

[46] Blair JA, Stoops TK, Doarn MC, et al. Infection and nonunion after fasciotomy for compartment syndrome associated with tibia fractures: a matched cohort comparison. *J Orthop Trauma.* 2016;30(7):392–396.

[47] Colman M, Wright A, Gruen G, Siska P, Pape HC, Tarkin I. Prolonged operative time increases infection rate in tibial plateau fractures. *Injury.* 2013;44(2):249–252.

[48] Ruffolo MR, Gettys FK, Montijo HE, Seymour RB, Karunakar MA. Complications of high-energy bicondylar tibial plateau fractures treated with dual plating through 2 incisions. *J Orthop Trauma.* 2015;29(2):85–90.

[49] Allmon C, Greenwell P, Paryavi E, Dubina A, O'Toole RV. Radiographic predictors of compartment syndrome occurring after tibial fracture. *J Orthop Trauma.* 2016;30(7):387–391.

[50] Marchand LS, Working ZM, Rane AA, et al. Compartment syndrome in tibial plateau fractures: do previously established predictors have external validity? *J Orthop Trauma.* 2020;34(5):238–243.

[51] Schmidt AH. Acute compartment syndrome. *Injury.* 2017;48(suppl 1):s22–s25.

[52] Ulmer T. The clinical diagnosis of compartment syndrome of the lower leg: are clinical findings predictive of the disorder? *J Orthop Trauma.* 2002;16(8):572–577.

[53] Kakar S, Firoozabadi R, McKean J, Tornetta 3rd P. Diastolic blood pressure in patients with tibia fractures under anaesthesia: implications for the diagnosis of compartment syndrome. *J Orthop Trauma.* 2007;21(2):99–103.

[54] Prayson MJ, Chen JL, Hampers D, Vogt M, Fenwick J, Meredick R. Baseline compartment pressure measurements in isolated lower extremity fractures without clinical compartment syndrome. *J Trauma.* 2006;60(5):1037–1040.

[55] McQueen MM, Duckworth AD, Aitken SA, Court-Brown CM. The estimated sensitivity and specificity of compartment pressure monitoring for acute compartment syndrome. *J Bone Joint Surg Am.* 2013;95(8):673–677.

[56] Heckman MM, Whitesides Jr TE, Grewe SR, Rooks MD. Compartment pressure in association with closed tibial fractures: the relationship between tissue pressure, compartment, and the distance from the site of the fracture. *J Bone Joint Surg Am.* 1994;76(9):1285–1292.

[57] Nakhostine M, Styf JR, van Leuven S, Hargens AR, Gershuni DH. Intramuscular pressure varies with depth: the tibialis anterior muscle

studied in 12 volunteers. *Acta Orthop Scand*. 1993;64(3):377–381.

[58] Sassoon A, Riehl J, Rich A, et al. Muscle viability revisited: are we removing normal muscle? A critical evaluation of dogmatic debridement. *J Orthop Trauma*. 2016;30(1):17–21.

[59] Giordano CP, Koval KJ, Zuckerman JD, Desai P. Fracture blisters. *Clin Orthop Rel Res*. 1994;307:214–221.

[60] Barei DP, Nork SE, Mills WJ, Henley MB, Benirschke SK. Complications associated with internal fixation of high-energy bicondylar tibial plateau fractures utilizing a two-incision technique. *J Orthop Trauma*. 2004;18(10):649–657.

[61] Papagelopoulos PJ, Partsinevelos AA, Themistocleous GS, Mavrogenis AF, Korres DS, Soucacos PN. Complications after tibia plateau fracture surgery. *Injury*. 2006;37(6):475–484.

[62] Egol KA, Tejwani NC, Capla EL, Wolinsky PL, Koval KJ. Staged management of high-energy proximal tibia fractures (OTA types 41):

the results of a prospective, standardized protocol. *J Orthop Trauma*. 2005;19(7):448–455. discussion 456.

[63] Benirschke SK, Agnew SG, Mayo KA, Santoro VM, Henley MB. Immediate internal fixation of open, complex tibial plateau fractures: treatment by a standard protocol. *J Orthop Trauma*. 1992;6(1):78–86.

[64] Borade A, Kempegowda H, Richard R, Graham J, Suk M, Horwitz DS. Is "early total care" a safe and effective alternative to "staged protocol" for the treatment of Schatzker IV-VI tibial plateau fractures in patients older than 50 years? *J Orthop Trauma*. 2017;31(12):e400–e406.

[65] Reid JS, Van Slyke MA, Moulton MJ, Mann TA. Safe placement of proximal tibial transfixation wires with respect to intracapsular penetration. *J Orthop Trauma*. 2001;15(1):10–17.

[66] Shah CM, Babb PE, McAndrew CM, et al. Definitive plates overlapping provisional external fixator pin sites: is the infection risk increased? *J Orthop Trauma*. 2014;28(9):518–522.

第3章 胫骨平台骨折的非手术治疗
Nonoperative Treatment of Tibial Plateau Fractures

James C. Widmaier Jr., MD　Cassandra A. Ricketts, MD　著

赵　勇　曲洪泉　姜志辉　译　　安小春　校

早在19世纪20年代，就有关于胫骨平台骨折的文献记载，直到20世纪50年代，治疗的主要方式一直是非手术治疗[1]。20世纪70年代及以后采用切开复位内固定治疗大多数移位胫骨平台骨折的报道越来越多[2-4]。随着骨折治疗原则、技术、影像学方法和内植物的进步，手术治疗已成为大多数胫骨平台骨折的标准治疗方法。

随着时间进展，手术治疗胫骨平台骨折的效果得到改善，从而扩大了适应证。影像技术的进步使外科医生能够更好地从三维形态观察骨折，从而更好地了解手术局部解剖结构。随着胫骨近端内侧、外侧和后侧入路的发展，手术者可以安全地复位并固定几乎任何类型的骨折。此外，专用接骨板的使用及人工骨对自体骨的替代，使手术治疗在降低并发症的同时成为一个更值得考虑的选择。虽然目前治疗胫骨平台骨折的主流方法是手术治疗，但某些特定类型骨折和患者人群可能适于非手术治疗。保守治疗技术包括传统方法和现代制动装置，如果应用得当，可以产生良好的效果。在本章中，我们描述了非手术治疗的适应证、顺应现代社会变化（人口老龄化和糖尿病、病态肥胖等基础疾病的增加）的传统非手术治疗方法，以及疗效。

一、适应证

非手术治疗的适应证由患者个体因素、社会经济因素和骨折特征决定。

（一）患者因素

必须考虑的患者个体因素包括步行状态、内科基础疾病、麻醉风险，以及患者能否接受输血。例如，对要求低、不活动或活动很少的患者，患肢仅用于位置转移或短距离移动，应考虑非手术治疗。这种低要求的情况可能见于偏瘫或截瘫、病态肥胖、高龄或严重肢体失用的患者。

对于存在多种内科基础疾病，因而麻醉和手术风险高的患者，可考虑非手术治疗。糖尿病（尤其是无法控制的）和肾衰竭等内科并发症可能会影响治疗策略。糖化血红蛋白（HbA1c）显著升高表明糖尿病控制不佳，往往合并低白蛋白血症、贫血等营养不良状况。由Cierny等最先提出的宿主机体状况分类等级较低的患者，因急于手术可能具有极高的并发症风险，这些患者应充分考虑保守治疗[5]。宿主机体状况分类中免疫系统损伤的数个因素，包括糖尿病、需要透析的肾病、营养不良、尼古丁使用、年龄>80岁、恶性肿瘤、酒精中毒等（图3-1）[6]。此外，一项系统综述表明，糖尿病增加了下肢骨折手术患者的畸形愈合率、感染率和再次手术率，以及膝以下平面骨折的不愈合率[7]。

在骨折治疗方面，糖化血红蛋白的控制水平还没有达成共识，但关节置换手术方面的文献一致认同将7%作为术前控制目标[8]。*Journal of Arthroplasty* 上最近的一项研究显示，糖化血红蛋白高于7.7是预测关节假体周围感染的特异性危险因素[9]。这可作为预测骨折治疗感染风险的阈值，也用于治疗策略的制订。对于糖尿病未得到控制

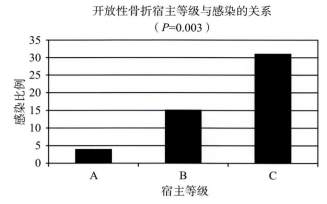

开放性骨折宿主等级与感染的关系
（*P*=0.003）

▲ 图 3-1　图示开放性骨折宿主机体状况分类等级与感染之间的关系
引自 Bowen TR, Widmaier JC. Host classification predicts infection after open fracture. *Clin Orthop Relat Res*. 2005;(433):205–211.

的患者，胫骨平台骨折初期采用非手术治疗，一旦血糖得到有效控制后，患者就可考虑行二期关节置换术。

同样，肾衰竭患者在接受心脏之外的手术时，存在伤口和骨折愈合不良风险，并且死亡风险增加，应考虑非手术治疗[10]。在最近一项关节置换的 Meta 分析中，Kim 等根据未校正 OR 值得出慢性肾病（chronic kidney disease，CKD）患者的死亡率和关节假体周围感染率较高。在全髋关节置换术后，接受透析的慢性肾病患者发生关节假体周围感染的风险高于未接受透析者[11]。可能影响治疗策略的其他疾病包括活动性感染、近期心肌梗死或脑卒中，尤其是实施高剂量抗凝治疗从而导致出血并发症高风险时。

（二）社会经济因素

外科医生能否提供最佳手术治疗受到各种社会经济因素的影响，例如，在传染病疫情期间、因冲突或贫困各种资源受到限制的区域。在突如其来的 COVID-19 大流行中，患者到大医院就诊受到限制，也难以获得远程医疗和家庭治疗，一些患者选择了非手术治疗。在不发达国家，骨科医生会遇到无菌手术室短缺的情况，导致胫骨平台骨折选择非手术治疗。在这些特殊情况下，手术治疗可能不能进行。患者也可能因宗教和文化

信仰选择非手术治疗。例如，如果患者的信仰不允许其接受输血，外科医生将不得不选择非手术治疗，尤其是在多发伤的情况下。

（三）骨折形态特征

骨折的形态特征是非手术与手术治疗决策制订的重要参考。传统上，关节面台阶超过 3mm，相对于健侧髁部增宽超过 5mm，向外侧倾斜或外翻成角超过 5° 都是手术指征[12]。也有学者指出，10mm 以内的台阶和 10° 以内的成角可采用非手术治疗，超过这个界限，均推荐手术治疗[13]。具体到外侧平台骨折，高达 3mm 的关节面台阶，髁部增宽 5mm 和 5° 的外翻成角均可接受，且无不良影响[12]。双髁骨折和移位的内侧平台骨折多数需要手术干预。此外，膝关节不稳定需要手术治疗[12]。已患有严重关节炎的患者也强烈建议闭合治疗和延期关节置换术，这样就不用担心骨折内固定手术导致的手术部位感染、存留切口对置换术切口选择的影响，以及内植物导致的局部应力增加。最后，在开放性损伤和污染严重的情况下，应选择闭合治疗，并全身和（或）局部应用抗生素，因为这种情况下置入金属内固定物可能引起或加重感染。

二、患者评估

对于健康无并发症的患者来说，手术与否可能很容易决定，但对合并有多种疾病的慢性病患者来说，谚语"决定比切口更重要"（decision is more important than the incision）很适用。为了对骨折的治疗做出最佳决定，应进行全面的患者检查，包括病史、体格检查、适合的基本和高级影像学检查，外科医生与患者之间关于风险与收益的讨论。这套完善的举措将降低风险，优化患者的功能，改善预后。

（一）病史和体格检查

所有胫骨平台骨折患者均应进行全面的病史询问和体格检查。患者的内科并发症、行走和活动功能、过敏史（包括金属过敏）、既往麻醉并发症、社会经历（包括职业、吸烟和其他药物使用）

均需要调查。高能创伤时应进行全面的神经血管检查，包括脉搏触诊、多普勒检查和踝肱指数评估。感觉检查包括评估受伤肢体和对侧肢体，是否存在既有神经病变。应完成皮肤的视诊，检查是否存在既有皮肤疾病，包括血管病变或蜂窝织炎。在规划切口时，应注意开放性伤口和受损皮肤的位置。

应检查膝关节的稳定性，因为它是手术或非手术治疗决策过程中的关键因素。如 Lansinger 等所述，检查下肢伸直状态下的膝关节稳定性[13]。在胫骨平台骨折后，膝关节积血常会造成膝关节肿胀疼痛，关节抽吸后可使患者更好地耐受临床检查。关节稳定性检查可能需要在手术室麻醉下进行，如周围神经阻滞（需排除骨 – 筋膜室综合征）、椎管麻醉或全身麻醉。根据 Lansinger 等 20 年的随访研究，与健侧对比，受累膝关节的机械轴向外侧或内侧偏离超过 10° 被定义为不稳定，是手术的明确指征[13]。他还认为，膝关节屈曲超过 20° 时检查得出的不稳定临床意义不大。使用这种

简单的体格检查来筛选患者，Lansinger 认为能够选择合适手术病例，在 20 余年的随访中超过 90% 的患者取得优秀或良好的结果。10% 的患者效果为一般或较差，其关节面塌陷超过 10mm。他们的结论是，无论骨折的 X 线片上显示如何，伸直位膝关节稳定的患者都可采取非手术治疗[13]。

临床上，10° 可能很难评估，因此我们建议使用应力位摄片检查。对于胫骨平台骨折患者，无法获得下肢全长站立位片。不过，可以通过大视场 X 线明确下肢力线。因此，应在大片盒（14 英寸或更大）上拍摄应力位片。力线评估可在平顶成像台上完成，在拍摄时，将髓内钉导针预弯 10°，将导针成角处放置在受检肢体的关节线处（图 3-2）。

（二）影像

在完成病史采集和体格检查后，应进行标准 X 线片检查，包括前后位、侧位和平台切线位。如果选择非手术治疗，应进行健侧 X 线片检查，以进行比较。虽然平片上可显示关节面塌陷和骨折线，但计算机断层扫描（CT）成像可更准确地

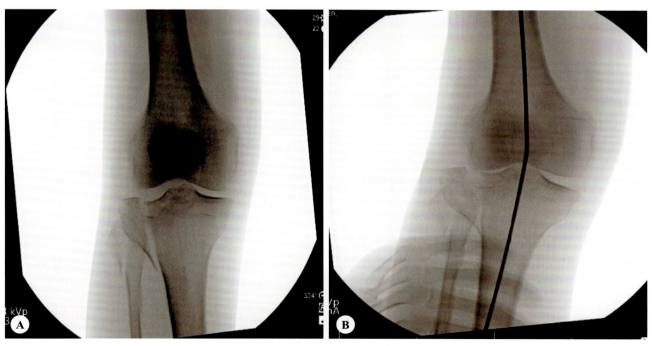

▲ 图 3-2　透视评估冠状面力线

A. 外侧胫骨平台劈裂 – 塌陷骨折。B. 髓内钉导针在中间段预弯 10°，将弯曲顶点置于膝关节关节平面作为参照。检查时膝关节完全伸直，显示有 10° 以上的外翻畸形。这提示不稳定骨折，需要手术治疗

评估骨折形态、每个骨折块的位置和隐匿性骨折线。CT 还能更好地显示塌陷的程度及其位置。

应注意在 CT 扫描中识别内侧骨折情况，尤其是内侧和后侧剪切骨折，除非另有证明，这类骨折通常是不稳定的。在最近的一项尸体标本影像学研究中，Immerman 等指出，如果出现后内侧骨折块，骨折块的大小及骨折线指向股骨髁后侧缘，可作为判断稳定性的参考。他们发现，内侧骨块大小超过内侧胫骨平台的 60% 时，在膝关节屈曲的全范围内均会承受负荷。然而，如果骨折块仅累及 30% 的内侧平台，只有在膝关节屈曲 70°～90° 时才会承受来自股骨髁的高负荷。骨折线相对于股骨髁后轴（posterior femoral condylar axis，PFCA）外旋 0°～20° 的情况下，骨折块可不承受负荷。例如，在他们的尸体模型研究中，如果相对于 PFCA 骨折线在中立位到外旋 20° 范围内，累及的内侧胫骨平台小于 30%，那么在膝关节 0°～90° 的屈曲过程中骨折是稳定的，可以允许早期运动[14]。

如果无法进行准确的稳定性检查，而从受伤机制看又怀疑存在韧带损伤，则可进行磁共振成像（magnetic resonance imaging，MRI）以客观评估膝关节的稳定性。许多研究者将韧带稳定性视为良好预后的重要影响因素[4, 15-17]。例如，伴有 5mm 外侧平台塌陷不稳定的患者，如果 MRI 显示韧带完整，则可以选择非手术治疗，且有可接受的预后结果。

三、技术

非手术治疗技术从严格制动的人字石膏一直进步，直至可早期活动可拆卸支具[18]。大多数传统的非手术治疗方法可能是现如今患者所不能耐受的；然而，在特殊情况下可能需要它们。我们也呼吁利用传统的技术创建符合现代化的非手术治疗方案。

（一）石膏固定和现代支具

以往，对于检查后认为稳定的骨折采用从腹股沟到足趾的长腿石膏固定，膝关节弯曲 20°，持续 4～16 周，随后进行循序渐进的活动范围锻炼[12, 19, 20]。虽然不再建议使用长腿石膏绷带固定，但长腿高分子纤维石膏或夹板在治疗轻微移位骨折时可能更舒适，尤其是依从性差的患者。也可使用简单的 Velcro 膝关节固定支具，特别是依从性好的患者，但因为支具常会向远端滑动，所以需要频繁调整。现代的骨折支具，可以在伸直或轻微弯曲位置进行锁定，可以取代传统的石膏。

现代骨折支具相对石膏绷带进行了改进，采用了更轻的防水衬垫材料，能够调节屈曲，并可轻松拆卸和更换。对于符合非手术治疗指征的骨折，笔者倾向于在伸直状态下使用支具 2 周，然后每隔 2 周增加屈曲角度，直至达到 90°。理想情况下，屈曲 90° 可在 6 周内完成。对于远端骨折或为了限制支具向下滑动，可以将带铰链式膝关节支具结合到骨折靴的金属立柱上。传统的支具铰链可"摩擦"以降低某些骨折承受的负荷，或应用可降低骨折部位负荷的支具（如果足够长的话）。我们发现，将膝关节支架与足部矫形器或铰链式足踝构件相结合，可减轻常用的膝关节固定装置或不合适的铰接式支架易向下滑移的问题（图 3-3）。这种做法减少了铰链滑移至膝关节水平以下时引起足跟部损伤和影响活动的概率。

（二）固定支架

传统上，石膏支具由短腿步行石膏通过金属铰链连接到大腿管型石膏上构成（图 3-4）[21]。铰链可以折弯成内翻或外翻位，以减轻骨折侧平台的负荷，同时允许早期一定范围的活动[22]。在对胫骨平台骨折非手术治疗的研究中，Segal 等建议前 2 个月每 2 周进行一次密集随访，然后每月随访一次，直至拆除支具。这样可以根据肢体萎缩情况调整石膏以保证适宜的松紧度。应用支具后，立即鼓励患者进行可耐受范围内的运动和负重[22]。

（三）牵引和膝关节支具

牵引可采用皮肤牵引（Buck 牵引）或骨牵引的形式。如今，Buck 牵引方法是将泡沫靴套

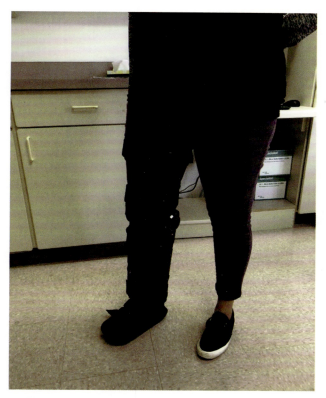

▲ 图 3-3　A hinged knee brace, locked in extension, incorporated into a CAM (controlled ankle motion) boot, or walking boot to prevent inferior translation of ill-fitting hinged braces.

在患者的足踝上，然后将重物固定在滑轮系统上，通过皮肤牵引对腿部进行纵向拉动。Moore 等将 Buck 牵引定义为利用床尾部的拉力对腿部施加任何形式的皮肤牵引[23]。重量限制在 8～10 磅（3.5～4.5kg）。鼓励患者进行主动直腿抬高训练，以及在可耐受的情况下膝关节于一定范围内活动。根据 Moore 的治疗方法，继续进行 Buck 牵引，直至患者能主动屈曲至少 90°，这平均耗时 1 周。一旦达到这个屈曲程度，就停止牵引。患者出院后，指导其保持非负重状态，每天膝关节进行 3 次抗重力屈曲活动，直至出现肌肉疲劳。这种方法用于"轻微"的平台骨折，包括在伸直位时内翻-外翻检查稳定的骨折，关节面塌陷程度小于受累软骨的厚度（约 2.5mm）[23]。

也可采用皮肤牵引进行闭合复位。1987 年，Duwelius 和 Connolly 描述了一种针对经检查证实为稳定骨折的闭合复位技术。将患者置于骨折床

上，施加纵向牵引力，同时一名助手使用一根带子施加反牵引力，如外侧压缩骨折则施加内翻力，以此进行骨折复位。笔者发现，根据平均 5 年随访的功能结果，在稳定骨折中 89% 的患者效果满意[24]。

骨牵引比 Buck 牵引损伤大，在历史上曾被用作非手术技术。通过骨折部位远端胫骨骨干内穿过带螺纹的斯氏针进行骨牵引。当需要更多的重量来通过韧带整复纠正骨折移位时，可采用骨牵引技术。针置于骨折线最远端下方 7.5～10cm 处。一般的牵引重量为 4.4 磅（2kg）至 30 磅（13.5kg），持续数天[25]。骨牵引的时间可不相同。在他们的骨牵引研究中，Marwah 等对患者进行了约 6 周的牵引治疗。最初的 10～12 天于膝关节伸直位下进行牵引并且进行股四头肌功能锻炼，然后开始膝关节屈曲功能锻炼直至患者能够弯曲至 90°。之后停止牵引，患者开始使用拐杖进行长达 3 个月保护性负重[25]。Jensen 等采用了类似的方法，只不过是采取跟骨牵引并以患者体重的 5% 进行骨牵引，1 周后开始锻炼，牵引 4～6 周后进行延迟负重，直至 3 个月[26]。一般情况下如果骨牵引时间短，患者在 1 周后更改为石膏托或膝关节铰链石膏[22, 23, 27-29]。

Moore 等描述的石膏膝关节锻炼装置（plaster knee exerciser）将胫骨骨牵引与大腿管型短腿石膏进行结合。有了这个装置，通过一根绳子和牵引系统就可将小腿在平衡状态下保持悬空，这样既可以进行牵引又可以进行膝关节活动。膝关节侧方的支撑条可调整成内翻或外翻。如果骨折可以得到复位，那么使用这个精巧的装置维持 6 周；如果骨折不能复位则需进行手术[23, 30]。

四、结果

（一）石膏制动

Lansinger 等发现，对于经检查稳定的骨折，无论是劈裂-塌陷型还是单纯裂陷型骨折，只要关节面塌陷小于 10mm（特别是不位于平台中央），均可采用非手术治疗。这些患者接受石膏固定治疗 2 周，随后进行关节活动度锻炼，获得了优秀

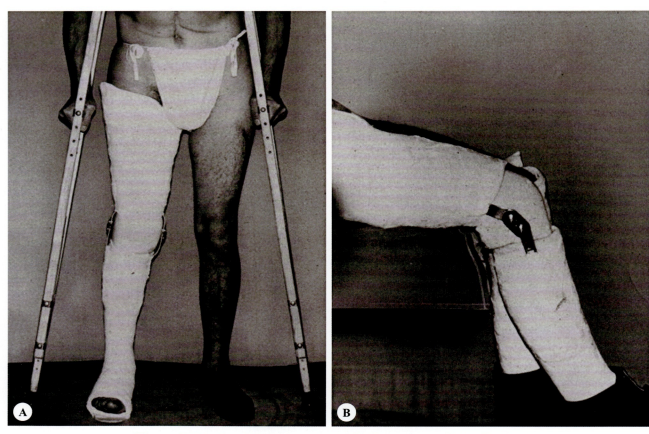

▲ 图 3-4　石膏支具由短腿步行石膏连接大腿管型石膏构成，通过金属铰链连接
引自 Wardlaw D. The cast-brace treatment of femoral shaft fractures. *J Bone Joint Surg Br*. 1977;59-B(4):411-416.

至良好的结果[13]。如果是双髁粉碎性骨折或中央塌陷严重的骨折，建议进行手术重建[13]。Moore 等还发现双髁和内侧平台骨折也有类似的效果不佳。这些骨折类型不容易维持复位状态，笔者建议进行手术来稳定[23]。Honkonen 也使用石膏固定，平均 7.4 周，平均 9.8 周后允许负重。何种类型骨折采用闭合方法或开放方法治疗并未描述。随访结束时，95% 的患者屈曲可超过 109°，82% 伸直受限小于 5°。然而，笔者指出，与接受手术治疗的患者相比，延长非手术患者的制动并不显著影响活动范围。笔者还发现，即使平台宽度增加多达 5mm，对结果也没有不良影响；但如果继续增宽，结果会恶化。此外，即使在石膏固定后，仍有 18% 的膝关节出现严重的不稳定，不稳定骨折中只有 31% 的患者治疗效果是可接受的[12]。对位不良也会影响结果。与健侧相比，内翻或向外侧倾斜超过 5° 的骨折效果较差，向外侧倾斜超过 10° 则明显更差。关节台阶超过 3mm 时，功能评分和主观评分也下降[12]。

（二）管型支具

按照 Duwelius 和 Connolly 的描述，管型支具治疗后的放射学表现并不总是与功能结果相关。然而，那些累及内侧平台的骨折会导致内翻，效果也更差[24]。管型支具治疗特有的并发症包括腓神经和坐骨神经麻痹、静脉血栓形成和长期不活动导致的肺栓塞。根据 Segal 等的说法，小于 5mm 的塌陷或移位骨折，采用管型支具与早期负重相结合的方法治疗时，也具有良好的效果[22]。管型支具显示在行走时可减少骨折部位 50% 的负荷。虽然笔者发现因带支架负重从而导致超过 2mm 的塌陷加重不会发生，但劈裂 - 塌陷型骨折易于进一步发展为外翻畸形[22]。

（三）牵引和膝关节活动支具

Marwah 等描述的单纯牵引的预期目标是骨折的胫骨平台能参照股骨形状塑形，关节得到足够长时间的保护，让平台塌陷区填充纤维软骨。尽管 64% 的患者取得了良好的效果，但患者持续牵引 6 周，会出现压力性损伤和针道感染的并发症。由于骨折块的解剖复位不太可能，必须在 12 周前使患者免于负重[25]。Jensen 等推论，在稳定的膝关节中，通过牵引和早期运动治疗可提供等同于手术的功能结果。然而，该方法对患者来说周期过长，而且需要住院治疗。在 Moore 等描述的方法中，使用 Buck 牵引或石膏膝关节活动装置治疗，71% 的"轻微"骨折恢复到先前活动水平，而手术治疗的恢复比例为 77%。同时笔者强调，仅对严重骨折建议手术，因此基线不同或不随机。保守治疗涉及的并发症有干骺端 – 骨干部骨折不愈合，以及伴有胫骨结节骨折并且不能维持其复位的骨折不愈合[23]。

病例 3-1

患者男性，47 岁，健康，不吸烟，爱好运动，每周跑 40～50 英里。该患者在某家医院担任助理医师。患者来门诊就诊是因为他的左膝之前扭伤。检查时发现胫骨近端有明显的外侧疼痛，并伴有肿胀和轻度膝关节积液。他的膝关节在完全伸直的情况下对内翻和外翻应力是稳定的。神经血管完好。CT 扫描显示胫骨平台劈裂 – 塌陷骨折，约有 3mm 的塌陷和 3mm 的增宽。膝关节磁共振显示前交叉韧带 / 后交叉韧带完好，内侧副韧带 / 外侧副韧带完好，内侧半月板撕裂，外侧半月板退化（图 3-5）。

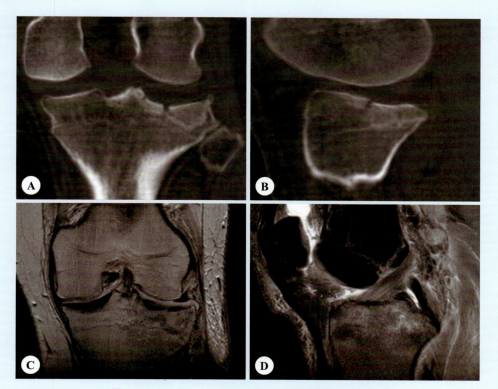

▲ 图 3–5　CT 和 MRI 显示外侧胫骨平台劈裂 – 塌陷骨折
A. 冠状位 CT 显示小于 3mm 的塌陷和增宽；B. 矢状位 CT 显示骨折无明显移位；C. 冠状位 MRI 显示内侧副韧带连续性良好；D. 矢状位 MRI 显示前交叉韧带和后交叉韧带完整

患者接受了为期 6 周的非负重治疗。佩戴铰链式膝关节支架，前 2 周由 0° 逐渐增加到 45°。然后解锁活动 4 周。6 周后，患者开始逐步负重，卸掉支具，开始骑自行车。3 个月后，他恢复了跑步和所有活动，没有任何不适。伤后 2 年随访的 X 线片显示胫骨平台骨折力线良好（图 3-6）。这个病例是一个很好的在健康、活跃患者身上使用现代支具和早期活动进行非手术治疗的例子。该患者治疗效果良好，原因可能包括他具备医疗知识及对佩戴支具和非负重限制的良好依从性。

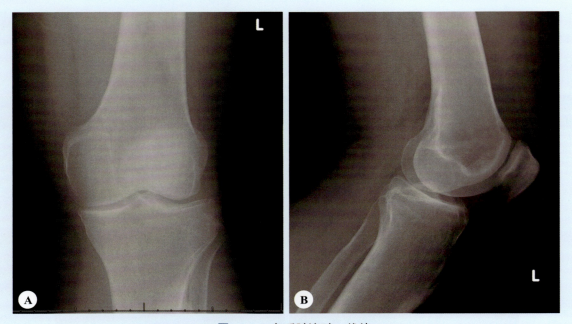

▲ 图 3-6 2 年后随访时 X 线片

A. 左膝关节前后位片；B. 左膝关节侧位片。显示平台骨折愈合和膝关节力线良好，无明显关节面塌陷

五、总结

虽然手术治疗已经发展成为治疗胫骨平台骨折的主要方法，非手术治疗也同样重要。大量关于非手术治疗的文献有助于修正我们手术治疗和非手术治疗的指征。

有些平台骨折可以采用非手术治疗，本章有助于确定可以采用非手术治疗的骨折类型。除非另有证明，双侧平台骨折和伴有干骺端和骨干的粉碎性骨折应被视为手术适应证。如果完全伸直时膝关节稳定，韧带稳定，关节台阶不大于 3mm，平台增宽小于 5mm，这种骨折类型可考虑进行非手术治疗。冠状位的力线应予以重点关注，侧向倾斜小于 5° 是可接受的，5°～10° 的侧向倾斜可考虑非手术治疗。然而，在大多数情况下，大于 10° 的侧向倾斜或内翻角度则不考虑保守治疗。

传统的非手术治疗方法可能实用性差。然而，鉴于这些年来患者情况的变化，包括人口老龄化和内科并发症的增加（如病态肥胖、糖尿病和其他使患者面临高手术风险的并发症），非手术治疗肯定有其一席之地。越来越多的患者被认为不适合手术，经检查复位可维持且功能结果可接受的骨折类型应采取非手术治疗。

六、Widmaier 的提示和技巧

- 预弯 10° 的导针在进行应力位影像学检查时，可用以确定内翻 / 外翻不稳定的程度。
- 虽然绝大多数的内侧平台骨折应该考虑手术治疗，但那些累及关节面积小于 20% 的内侧

平台骨折，具有特定的骨折移位方向（相对于股骨髁后轴外旋 0°～20°），可采用非手术治疗。

- 铰链式膝关节支架可用于非手术治疗，在保护骨折的同时逐渐增加膝关节的活动范围。

可在膝关节支架下方使用 Cam 行走靴，以防止支架下滑，支架下滑可能导致膝关节活动范围减小和压力性损伤。

- 铰链式膝关节支架可塑形以减轻患侧平台的负荷。

参考文献

[1] A treatise on dislocations and fractures of the joints. *Med Chir Rev J Med Sci Anal Ser*. 1823;3(12):832–857.

[2] Blokker CP, Rorabeck CH, Bourne RB. Tibial plateau fractures. An analysis of the results of treatment in 60 patients. *Clin Orthop Relat Res*. 1984;182:193–199.

[3] Bakalim G, Wilppula E. Fractures of tibial condyles. *Acta Orthopaedica*. 1973;44(3):311–322.

[4] Schatzker J, McBroom R, Bruce D. The tibial plateau fracture. The Toronto experience 1968–1975. *Clin Orthop Relat Res*. 1979;(138):94–104.

[5] Cierny G, Mader JT, Pennick JJ. A clinical staging system for adult osteomyelitis. *Contemp Orthop*. 1985;10:17–37.

[6] Bowen TR, Widmaier JC. Host classification predicts infection after open fracture. *Clin Orthop Relat Res*. 2005;433:205–211.

[7] Gortler H, Rusyn J, Godbout C, Chahal J, Schemitsch EH, Nauth A. Diabetes and healing outcomes in lower extremity fractures: a systematic review. *Injury*. 2018;49(2):177–183.

[8] Aggarwal VK, Tischler EH, Lautenbach C, et al. Mitigation and education. *J Orthop Res*. 2014;32(S1):S16–S25.

[9] Tarabichi M, Shohat N, Kheir MM, et al. Determining the threshold for HbA1c as a predictor for adverse outcomes after total joint arthroplasty: a multicenter, retrospective study. *J Arthroplast*. 2017;32(9):S263–S267. e1.

[10] Mathew A, Devereaux PJ, O'Hare A, et al. Chronic kidney disease and postoperative mortality: a systematic review and meta-analysis. *Kidney Int*. 2008;73(9):1069–1081.

[11] Kim C, Kim H, Lee C, Wang L, Rhee SJ. Effect of chronic kidney disease on outcomes of total joint arthroplasty: a meta-analysis. *Knee Surg Relat Res*. 2020;32(1):12.

[12] Honkonen SE. Indications for surgical treatment of tibial condyle fractures. *Clin Orthop Relat Res*. 1994;302:199–205.

[13] Lansinger O, Bergman B, Körner L, Andersson G. Tibial condylar fractures. A twenty-year follow-up. *J Bone Joint Surg Am*. 1986;68(1):13–19.

[14] Immerman I, Bechtel C, Yildirim G, Heller Y, Walker PS, Egol KA. Stability of the posteromedial fragment in a tibial plateau fracture. *J Knee Surg*. 2013;26(2):117–126.

[15] Roberts JM. Fractures of the condyles of the tibia. An anatomical and clinical end-result study of one hundred cases. *J Bone Joint Surg Am*. 1968;50(8):1505–1521.

[16] Rasmussen P. Tibial condylar fractures: impairment of knee joint stability as an indication for surgical treatment. *J Bone Joint Surg Am*. 1973;55(7):1331–1350.

[17] Delamarter RB, Hohl M, Hopp Jr E. Ligament injuries associated with tibial plateau fractures. *Clin Orthop Relat Res*. 1990;250:226–233.

[18] Drennan D, Locher F, Maylahn D. Fractures of the tibial plateau. Treatment by closed reduction and spica cast. *J Bone Joint Surg Am*. 1979;61(7):989–995.

[19] Honkonen SE, Järvinen MJ. Classification of fractures of the tibial condyles. *J Bone Joint Surg Br*. 1992;74(6):840–847.

[20] Waddell JP, Johnston DW, Neidre A. Fractures of the tibial plateau: a review of ninety-five patients and comparison of treatment methods. *J Trauma*. 1981;21(5):376–381.

[21] Wardlaw D. The cast-brace treatment of femoral shaft fractures. *J Bone Joint Surg Br*. 1977;59–B(4):411–416.

[22] Segal D, Mallik AR, Wetzler MJ, Franchi AV, Whitelaw GP. Early weight bearing of lateral tibial plateau fractures. *Clin Orthop Relat Res*. 1993;294(294):232–237.

[23] Moore T, Patzakis M, Harvey J. Tibial plateau fractures: definition, demographics, treatment rationale, and long-term results of closed traction management or operative reduction. *J Orthop Trauma*. 1987;1(2):97–119.

[24] Duwelius PJ, Connolly JF. Closed reduction of tibial plateau fractures. A comparison of functional and roentgenographic end results. *Clin Orthop Relat Res*. 1988;230:116–126.

[25] Marwah V, Gadegone WM, Magarkar DS. The treatment of fractures of the tibial plateau by skeletal traction and early mobilisation. *Int Orthop*. 1985;9(4):217–221.

[26] Jensen DB, Rude C, Duus B, Bjerg-Nielsen A. Tibial plateau fractures. A comparison of conservative and surgical treatment. *J Bone Joint Surg Br*. 1990;72(1):49–52.

[27] Apley AG. Fractures of the lateral tibial condyle treated by skeletal traction and early mobilisation; a review of sixty cases with special reference to the long-term results. *J Bone Joint Surg Br*. 1956;38–B(3):699–708.

[28] DeCoster TA, Nepola JV, el-Khoury GY. Cast brace treatment of proximal tibia fractures. A ten-year follow-up study. *Clin Orthop Relat Res*. 1988;231:196–204.

[29] Brown GA, Sprague BL. Cast brace treatment of plateau and bicondylar fractures of the proximal tibia. *Clin Orthop Relat Res*. 1976;119:184–193.

[30] Badgley CE, O'Connor SJ. Conservative treatment of fractures of the tibial plateau. *AMA Arch Surg*. 1952;64(4):508–515.

第4章　外固定架治疗胫骨近端骨折：环形和普通

External Fixators for the Treatment of Proximal Tibia Fractures: Ringed and Standard

David Seligson, MD　　Adam Kessler, DO　著

刘俊涛　杨凯钧　程云峰　译　　胡孙君　校

胫骨平台骨折有多种损伤机制，例如，疗养院的老年人在去澡堂的路上摔倒，年轻人骑摩托车与拖拉机相撞。同样，外固定架的种类也很多，包括简单的单平面粗针架到需要花几小时来组建和"微调"的复杂环形固定架。本章主要指导使用外固定架治疗胫骨平台骨折。

胫骨平台双髁骨折的治疗是一项艰巨的任务。骨创伤外科医生一定要牢记，施加到骨骼上的能量也会对软组织产生负面影响。胫骨平台骨折的软骨损伤及软骨下置板可导致关节病；对软组织条件不好的胫骨平台骨折行切开复位接骨板内固定，常伴有多种并发症。当骨折需双接骨板固定时，要对血供不佳的粉碎性骨折断端周围本就严重损伤的软组织进行广泛剥离；要想获得伤口不感染、骨折愈合的结果，这是个艰巨的挑战。

环形外固定架以前被用于治疗这些高能量损伤，却因关节内置针有引起化脓性膝关节炎的风险而没有得到广泛应用。最近，基于解剖学研究置针方式的改进使环形外固定架治疗这些严重损伤兴盛起来[1]。本章将指导如何置针，如何配置环形外固定架以及简单的粗针外固定架。

一、生物力学

环形外固定架允许外科医生调整外架的强度，也能根据损伤机制选择固定方式。通过调整贯穿钢针的宽度、交叉角、环径、半针径、环的数量及环的对称度，外科医生可调整结构的强度。所有这些变量都可用于调整强度，从而影响外固定架的整体稳定性[2]。

胫骨近端张力钢针的交叉角度从30°增加到90°，将增加75%的轴向、抗扭和弯曲强度[3, 4]。贯穿针的角度在60°～90°可使膝关节活动范围内的矢状面上具有适当的强度和抗剪切力[4-6]，但可导致钢针置入软组织安全通道之外[5]。在胫骨近端前方追加半针可增加矢状面稳定性。Gellar等通过改变钢针的布局，使钢针不必全部穿过胫骨中央，允许交叉角度达到80°，同时将它们更多地放在矢状面内[7]。然而，这种方式会将钢针置入软组织安全通道之外[5, 8]，并且导致髌腱受到撞击。Antoci等在保持60°的情况下，试验了不同的钢针交叉构型[5]。置入2枚钢针于胫骨平台中心后方1cm处交叉，冠状面的水平钢针经过胫骨中心前下1cm，这种方式增加了矢状面的强度，同时不降低冠状面及抗扭转的强度（图4-1）。3根针足以满足负重和结构强度的要求，但如果需要进一步增加稳定性，就要使用更多的钢针。直径1.8mm的钢针足够小，可以用来掌控较小的粉碎骨块，而且一旦收紧，有足够的强度来抗负荷[14]；然而，钢针直径越大，稳定性也越好。在骨折的两侧拉紧钢针并将其放置在弯曲的一侧，也会增加外固定架的弯曲强度。张力钢针不能在前后方向放置，这样有损伤胫后动脉、神经和肌肉的风险。行走时最大的变形力在矢状面［前后位（AP）］，半针在

这个面上提供更大的支架强度，因此可以增加矢状面的稳定性[9, 10]。在近段添加第二个环，同时两层钢针也会增加结构的稳定性[11, 12]。混合型固定架遵循类似原理，在骨干部添加半针，在那里半针有更大的作用。将针安装在环上会提高整体强度[9, 11]。

传统的带半针和杆的跨膝外固定架稳定性不那么重要，因为总的来说，它们实际上是暂时性的[13]。半针的直径、数量、平面、杆高、针与骨折端的距离，以及固定架的工作长度都是可变的，通过对其进行调整可以控制外固定架整体的强度[14, 15]。

二、适应证

胫骨近端骨折使用外固架的一般适应证是复杂的骨折伴有软组织损伤，这时切开复位放置接骨板会增加感染风险，也会进一步损伤软组织。可以根据骨折类型选择外固定架：Schatzker V 型和 VI 型骨折，不适合常规放置接骨板的伴干骺端和关节面粉碎的胫骨近端骨折，较严重软组织并发症（骨 – 筋膜室综合征），肢体毁伤，骨折伴软组织缺损，以及多发损伤等[3, 16-19]。Schatzker IV 型骨折也可考虑外固定架治疗。这些也可被概括为高能量骨折伴软组织并发症，膝关节脱位，或合并神经血管损伤[20, 21]。

对一些胫骨近端骨折采用分期治疗可以减少并发症，这些骨折的 X 线表现包括以下几点。

① 胫骨的机械轴与股骨的不一致——有明显的内翻、外翻或向前、向后移位。

② 胫骨髁比股骨髁宽。

③ 上胫腓关节脱位。

④ 胫骨结节被髌韧带向前牵拉移位。

⑤ 胫骨近端或骨间隙有空气。

⑥ 平台的一部分向后移位。

三、技术

（一）环形外固定架

患者仰卧于可透视的骨科手术台，用一个长垫抬高患肢，便于手术操作和多角度观察。患肢上止血带并在必要时充气。徒手牵引或使用股骨撑开器来恢复长度，利用韧带铰链复位骨折碎块。对于难以闭合复位的骨折，在主要骨折线上做有限切口，用钳子或骨撬复位骨块[8]。接下来，使用骨钳复位骨折部位[8]。如果关节面有塌陷，可以通过有限切口使用顶棒，在透视下复位抬高塌陷骨块，使用骨钳临时固定或用克氏针固定（图 4-2）。骨折复位满意并在透视下确认后，便可在胫骨近端置入 1 枚或多枚松质骨螺钉，加压骨折端并稳定关节（图 4-3）。要确保螺钉不会干扰在胫骨近端置入钢针，这一点很重要。干骺端的任何空隙都可以用自体骨移植或骨移植替代物进行填充。

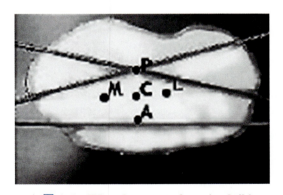

▲ 图 4-1　**Wire placement of proximal tibia**
From Antoci V, Raney EM, Antoci V, Voor MJ, Roberts CS. Transfixion wire positioning within the bone. *J Pediatr Orthop*. 2006;26(4):466-470.

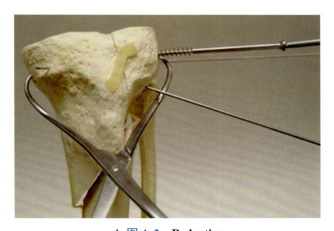

▲ 图 4-2　**Reduction**
Picture courtesy Smith & Nephew.

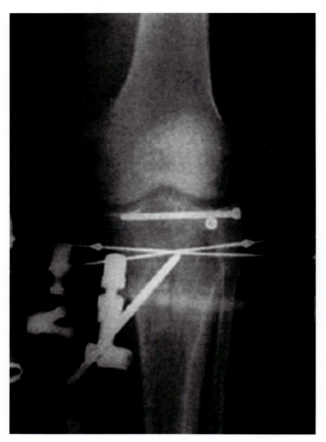

▲ 图 4-3　Screw placement

From Sirkin MS, Bono CM, Reilly MC, Behrens FF. Percutaneous methods of tibial plateau fixation. *Clin Orthop Relat Res*. 2000;(375):60-68.

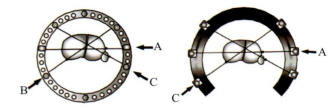

▲ 图 4-4　**Fine-wire placement through rings**

From Hutson JJ Jr. The centered lateral fluoroscopic image of the knee: the key to safe tensioned wire placement in periarticular fractures of the proximal tibia. *J Orthop Trauma*. 2002;16(3):196-200.

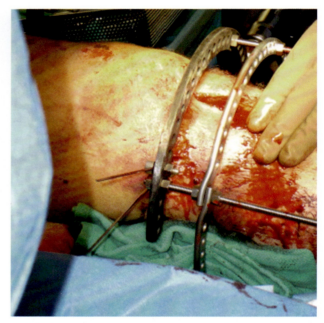

▲ 图 4-5　小腿与外固定架之间垫加无菌巾预留一定的空间

引自 Hall JA, Beuerlein MJ, McKee MD; Canadian Orthopaedic Trauma Society. Open reduction and internal fixation compared with circular fixator application for bicondylar tibial plateau fractures. Surgical technique. *J Bone Joint Surg Am*. 2009;91(suppl 2, pt 1):74-88.

　　构筑环形固定架首先要选取适合患者肢体尺寸的环，确保环与人体有两到三指的间隙。一般情况下，胫骨位于环的前部。不完整的环后方是开放的，可以为膝关节提供更好的活动范围；而完整的环可以使骨折具有更好的稳定性[22]（图 4-4）。如果选用完整的环，应在小腿下放置一摞外科手术巾，防止胫骨在环内下垂（图 4-5）。这将使环与肢体之间保持两到三指的距离[23]，防止对软组织产生影响。

　　由于膝关节关节囊的延伸（图 4-6），参照钢针在正侧位透视下应位于关节线以远 14mm 处，这将确保钢针位于关节外[8, 9]。将股骨双髁重叠来获得标准的侧位片，这可以避免不准确的钢针置入。确定了钢针位置后，我们建议做一个点刺小切口，使用血管钳分离、拨开切口内的神经、

血管。钢针应位于近端胫骨中部前方约 1cm 处（图 4-7）。将环连接到此钢针上，以帮助定位两根橄榄针，一根从后外侧（若有必要可穿过腓骨头），另一根从后内侧，2 根针成 60° 夹角交叉，交点位于胫骨近端中部后方 1cm[4, 5, 9]。虽然理想的角度是 90°，而且 Geller 等[7] 也曾描述过这项技术，但是外科医生必须记住，获得 80° 的交叉角将使钢针更加靠前，这可能会影响到髌韧带，钢针需要远离髌韧带 2cm[5, 9]。再次重申，钢针应位于关节线

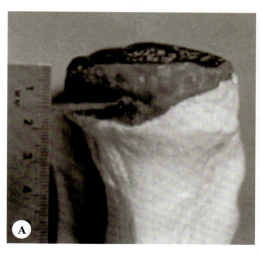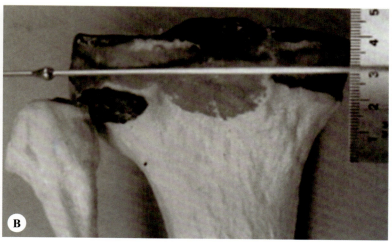

▲ 图 4-6　参照钢针的放置位置

引自 DeCoster TA, Crawford MK, Kraut MAS. Safe extracapsular placement of proximal tibia transfixation pins. *J Orthop Trauma*. 1999;13(4):236-240.

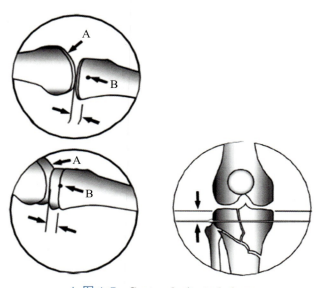

▲ 图 4-7　**Centered wire technique**

From Hutson JJ Jr. The centered lateral fluoroscopic image of the knee: the key to safe tensioned wire placement in periarticular fractures of the proximal tibia. *J Orthop Trauma*. 2002;16(3):196-200.

以远至少 14mm。不要将外侧钢针穿过腓骨颈，因为这可能会损伤腓总神经。置针时屈曲膝关节可以使该神经后移[9]。用 90 磅的力量依次从对边拉紧橄榄针。橄榄端可以用来加压骨折端，拉紧后应透视确认。注意不要将橄榄端拉进胫骨内。拉紧钢针过程中，将橄榄端一边与环固定，然后进一步拉紧，可以避免这种情况的发生。于此环远

端 2cm 处放置第 2 个环来增加稳定性。这可以使用细钢针带或不带橄榄端。同样，为了确定钢针在安全通道内，可以用上述的方法置针，但可能需要比之前的钢针稍靠前。可以与胫骨内侧面呈 10°～15° 放置 1 枚 5mm 的半针，以增加矢状面稳定性[9]，特别是在斜形骨折中。

支架的远端部分可以通过细钢针和环、半针和环或全针加半针组合进行连接。骨干处骨皮质较厚，相比干骺端能够更好地把持住半针。因此，可于外固定架的远端部分放置半针。相对于半针、杆结构或细钢针、环结构，远端的带环半针更能增加整体结构的稳定性[11, 12]。透视下确认整体力线，垂直于胫骨远端置入 1 枚钢针并拉紧。然后再打入 1 枚贯穿钢针或者垂直于第 1 枚钢针的半针。另一种方法是每个环带 2 枚半针，这 2 枚半针于胫骨干内侧面多平面置入。透视下确认力线，使用 3 根螺杆连接远端和近端环（图 4-8）。可以使用电刀线从髂前上棘（anterior superior iliac spine，ASIS）经股骨头、膝关节中心和踝关节中心向下至第二跖骨来确认力线。

（二）混合外固定架

混合外固定架是将膝关节周围的张力钢针和环通过半针和杆连接到胫骨干的外固定架构筑[24]。这些外固定架通常用来治疗胫骨近端干骺端骨折。

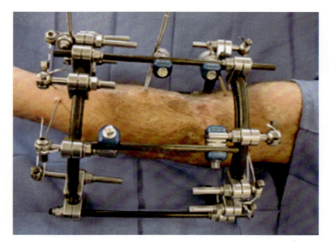

▲ 图 4-8 环形外固定架

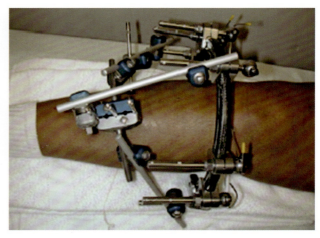

▲ 图 4-9 混合外固定架

近端部分的组合及组合方式与前面描述的环形外固定架相同。远端部分通过多枚钢针夹与2根平行的5mm半针及另一平面的第3根针连接到骨干，然后通过杆将环与远端针组连接（图4-9）。

跨膝关节外固定架

跨膝关节外固定架是一种简便、稳定、快速应用的单平面外固定器，连接股骨远端外侧的钉组与胫骨近端内侧的钉组。股骨远端的针稍微指向后内侧，胫骨的针从胫骨近端宽阔的内侧面进针，角度有点向后外侧。这通常只允许单根杆连接远近端，以完成支架。这种单平面外固定架效果良好，除非膝关节有明显的不稳定（图4-10）。对于膝关节不稳定类型，2枚外侧和1枚内侧股骨远端针的多平面支架效果更好。跨膝关节外固定架通常是临时性的；然而，如果需要，它们也可以作为终极固定，在构建固定架时应注意到这点。对于胫骨近端和胫骨平台骨折，使用标准的针和杆外固定架横跨膝关节，避免将针置入损伤区域。

下面将介绍一下多平面外固定架的构建。从股骨远端开始，在股骨外上髁置入1枚5mm半针。于半针上安置针夹，然后于针夹上连接1根环绕股骨远端类似"停止标志"的弧形杆。将另一枚针夹连接在这跟杆上，并以此引导前外侧针的置入。再次利用杆和针夹作为引导，置入股骨前内侧针，拧紧夹子。

确保胫骨针在损伤区和后期内固定的范围之

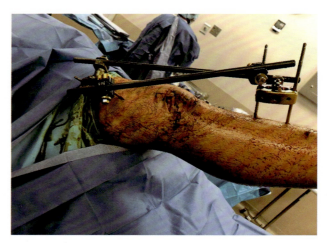

▲ 图 4-10 简易跨膝关节外固定架

外，与胫骨内侧面呈10°～15°，在该面置入1枚5mm半针。连接针夹来引导下一个钢针置入。远端弧形杆安装杆-杆夹，再通过针-杆夹连接到胫骨针上。将3根跨膝杆连接在杆-杆夹上。在透视下复位骨折，拧紧夹子。收紧支架时，膝关节应稍微弯曲，以防止骨-筋膜室综合征。通过牵引和轻柔的操作，如果胫骨平台仍有一部分没有复位，那么可以在骨折处置入半针，将移位的骨块复位，并将其连接到支架上，以维持复位。这种外固定架允许多平面复位，必要时可作为终极固定[25]（图4-11）。

四、术后治疗

术后处理以骨折的治疗方案为基础。放置

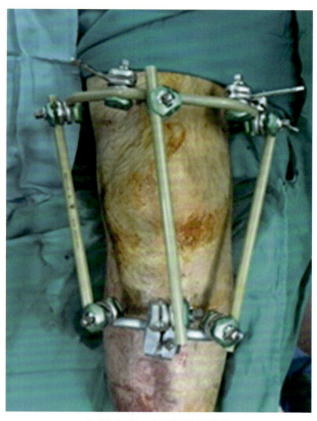

▲ 图 4-11　多平面外固定架

外固定架可加快患者的康复，可在受伤几天后进行最终固定。因软组织肿胀和皮肤损伤而放置的外固定架可在软组织条件改善后拆除支架，并在 1～3 周的时间内进行内固定。通常外固定不作为最终治疗。长期外固定的患者需要每 2～3 周随访一次，以观察愈合情况和钉道问题。根据骨折类型和外固定架结构的不同，患者可在 6～8 周内从不负重到部分负重，并根据愈合情况逐渐增加负重。每 2～3 周，通过 X 线摄片检查力线。在随访中可能需要收紧外固定架。针道感染可口服抗生素[26]。指导患者及家属进行钢针护理。患者可带着外固定架淋浴，这有利于皮肤卫生，但不建议将四肢浸泡在浴缸中。当患者可以很有力地负重时，可以逐步拆除外固定架。拆除外固定架后应慎用石膏或支具。

五、并发症

用外固定架治疗胫骨近端骨折的并发症包括固定失效、针道感染、深层感染、骨不连、畸形愈合、化脓性关节炎、关节纤维化、股四头肌萎缩和创伤后关节炎[3]。

针道感染是外固定架的主要并发症，它的发生率为 0.5%～66%[27-29]。据报道，环形外固定架的针道感染发生率是 3.9%，单边外固定架是 12.9%，混合型外固定架是 20%[30]。针道感染为钉或细针周围的感染症状和体征，需要更换抗生素、移除钉或细针，或者手术清创[3]。虽然有针道评分系统，但从浅表和深层感染的角度去考虑更加实际。浅表感染可通过局部钢针护理、抗生素治疗，必要时可去除钢针并清创。深部感染的治疗方法类似，但可能需要进行骨钻孔，甚至去除外固定架。即往报道的外固定架术后骨髓炎的发生率约为 4%；最近的报道则为 0.4%[31]。

有报道称，胫骨近端置入张力钢针和半针后会引发化脓性关节炎。据 Hutson 和 Zych 报道，此发生率为 2%[30]。随着基于解剖学研究的技术变革，通过确定距离来避免关节囊反应，Hutson 等在最近的研究中报道发生率为 0.8%[1, 22, 9]。胫骨平台前方距离关节线 6～14mm 被认为是安全的。根据我们的经验，复杂的胫骨平台骨折会严重损伤关节囊。按照所描述的距离来放置钢针是明智的。不管关节囊是否受到激惹，当考虑有化脓性关节炎时，要高度重视，并及时进行诊断和治疗。化脓性关节炎的治疗方法包括关节切开、细菌培养、灌洗和适当的抗生素。

对于 Schatzker Ⅴ 型和 Ⅵ 型胫骨平台骨折，相对于锁定接骨板，骨折畸形愈合在外固定架治疗中更常见。据 Krupp 等报道，锁定接骨板组的畸形愈合率为 14%，而外固定架组为 43%，导致畸形愈合的主要原因为关节面复位的丢失[17]。

胫骨平台骨折术后常见膝关节活动度的丢失，这是由关节纤维化和创伤后关节病造成。伸膝装置的瘢痕粘连与长时间跨膝关节固定有关。加拿大创伤骨科协会的研究表明，与切开复位内固定相比，环形外固定架治疗后的关节活动范围更大[32]。不过，Bertrand 等发现切开复位内固定组与外固定架组的膝关节活动度无统计学差异[33]。膝关节的活动度最好是在术后 4 周达到屈曲 90°。如果 4 周后活动度达不到 90°，那么就有必要加速康复计划。股四头肌无力和萎缩往往是膝关节康复不佳的原因，也可能与半针插入了股四头肌相关。

据 Katsenis 等的 5 年随访研究，胫骨平台骨折术后发生创伤后关节病的概率为 10.5%[34]。多项研究表明，关节不匹配和关节损伤是导致创伤后关节病的主要原因。隐蔽性半月板撕裂是导致膝关节功能不良的另一个原因。虽然最初有些胫骨平台骨折的关节面复位是满意的，但是关节面的原始损伤仍可导致创伤后关节病。

六、结论

在胫骨平台和胫骨近端骨折的治疗中，外固定架扮演着重要角色，特别是高能量损伤的 Schatzker V 型、VI 型骨折及部分软组织条件差的 Schatzker IV 型骨折。外固定架可作为临时固定，也可作为终极固定。当罹患肾脏疾病、糖尿病及周围血管疾病的人群遭受这些严重损伤时，采用大切口放置双接骨板通常不是最佳选择。虽然在影像上可以获得满意的骨折复位和固定，但如果患者最终进行了膝关节融合术或膝上截肢术，那最终结果是不理想的。

随着我们的技术、工具和知识水平的提高，细钢针环形外固定架及混合型外固定架可能在未来 Schatzker V 型和VI型骨折的治疗中发挥更大的作用。虽然细钢针支架的组建比较耗费时间，但它能持续地矫正直到患者痊愈，而内固定无法做到这一点。需要警惕感染的发生，患者及家属可以协助监测。

当选择张力钢针环形外固定架作为最终治疗方案时，为了获得最佳的稳定性，外科医生需要确保环对称，选择合适的置针位置。细针的针道感染发生率较低（3.9% vs. 12%）。使用外固定架作为临时或终极固定是创伤科医生治疗胫骨平台和胫骨近端骨折强有力的工具。

病例 4-1

患者女性，47 岁，在一次交通事故中受伤，涉及多处骨折，包括右膝闭合性损伤（图 4-12）。患者血流动力学不稳定，受伤当天入院时已插管。胫骨平台严重移位造成皮肤受压。患者进入手术室，使用经皮"操纵杆"（图 4-13）进行复位，使用临时外固定架（图 4-14）提供稳定性并促进软组织愈合，最终完成固定（图 4-15）。

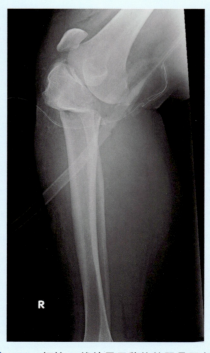

▲ 图 4-12　初始 X 线片显示移位的胫骨平台骨折

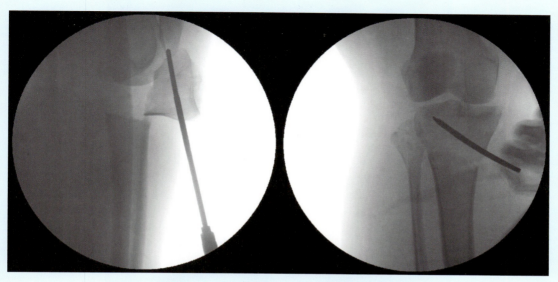

▲ 图 4-13　钢针辅助，闭合复位胫骨平台骨折

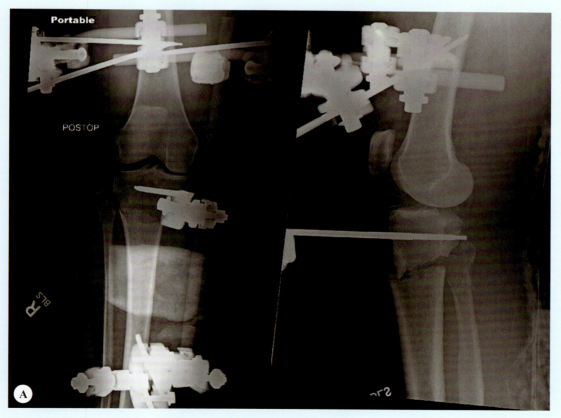

▲ 图 4-14　A. 术后 X 线片

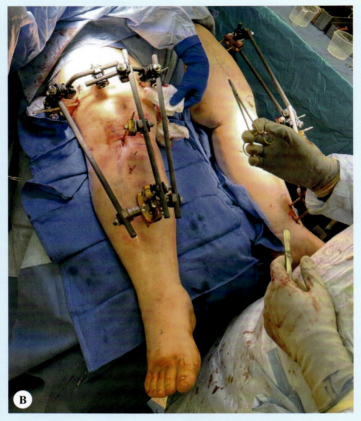

▲ 图 4–14（续） **B.** 大型跨膝关节外固定架的临床照片

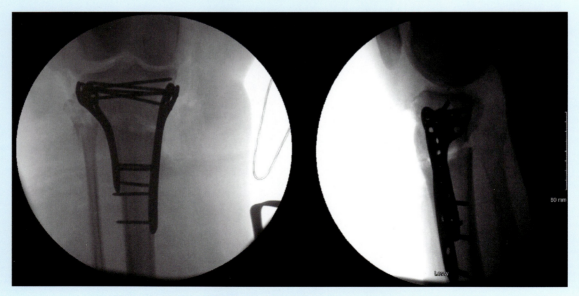

▲ 图 4–15　用双柱接骨板做最终固定的前后位 **X** 线透视和侧位 **X** 线透视

病例 4-2

　　患者男性，42 岁，在一次交通事故中受伤，导致左下肢疼痛、肿胀、变色（图 4-16）。考虑到高能量损伤危及软组织和严重粉碎的关节内骨折，我们决定采用有限内固定和横跨膝关节的环形外固定架进行彻底治疗（图 4-17 至图 4-24）。术后约 6 周，去除股骨环，在可忍受的情况下开始完全负重并积极锻炼关节活动度（图 4-25）。初次手术后约 3 个月去除胫骨固定架，随访 1 年，患者骨折愈合后无功能缺失（图 4-26）。

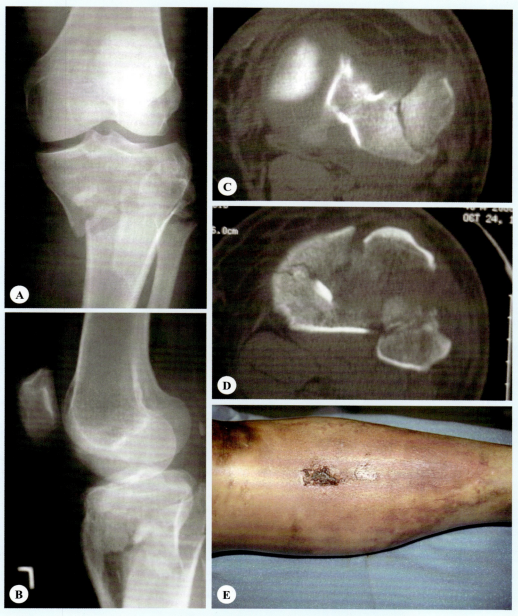

▲ 图 4-16　成年男性，C3 型闭合性胫骨平台双髁骨折
A 和 B. 前后位片和侧位片；C 和 D. CT 关节面断层图像；E. 肢体肿胀并变色

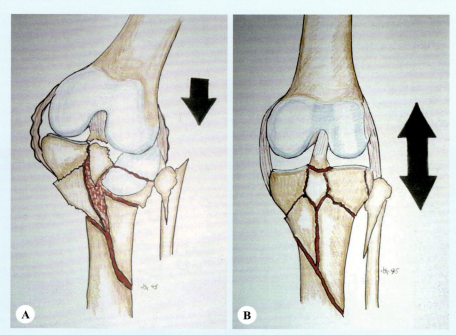

▲ 图 4-17　施加牵引，利用软组织铰链大致复位骨折端

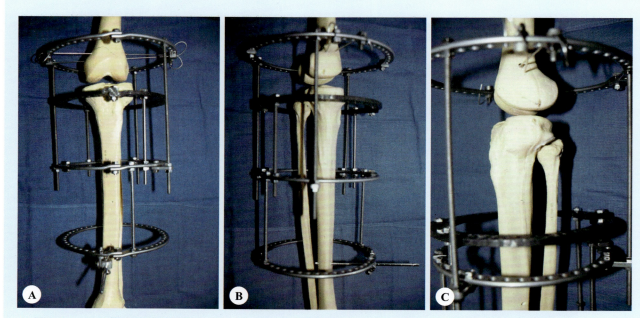

▲ 图 4-18　**A.** 外固定架模型由胫骨干双环组件、股骨髁部环及胫骨干骺端骨折部固定环组成。**B.** 在矢状面用一个普通的方形针夹将远端环固定在胫骨干上。股骨髁部放置 **2** 根相对的橄榄针，对骨折端施加牵引。**C.** 最初将胫骨平台环靠远端放置，这样留出对骨折端的操作空间

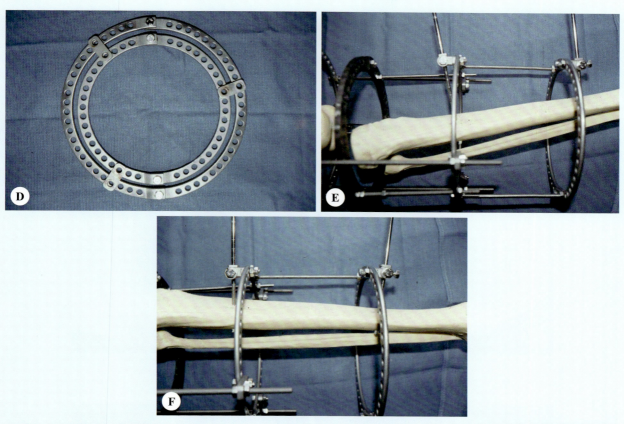

▲ 图 4-18（续） D. 远端第 2 枚环上有多枚双孔接骨板借连杆与股骨环相连。通过胫骨干双环组件和股骨髁部环对骨折端施加牵引。E 和 F. 胫骨干与双环组件垂直

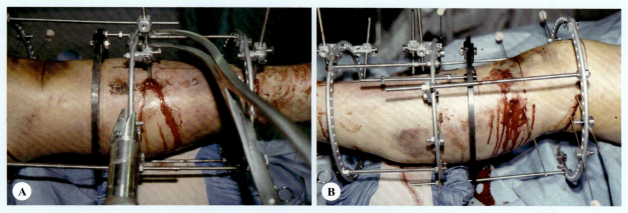

▲ 图 4-19 A 和 B. 利用普通方形针夹上的矢状位半针，通过撤针技术联合椎板撑开器抬高技术（laminar spreader elevation technique）来实现调整胫骨干的位置。注意将胫骨近端碳纤环靠远端放置，这样留出对骨折端的操作空间。B. 胫骨干方向与环垂直

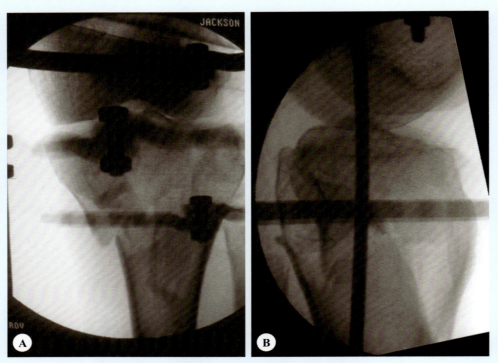

▲ 图 4-20　施加牵引前的胫骨平台骨折

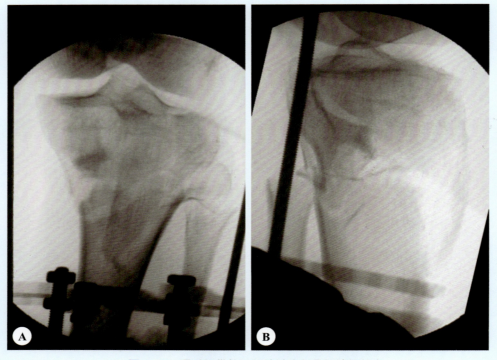

▲ 图 4-21　通过韧带软组织铰链恢复骨折端的长度

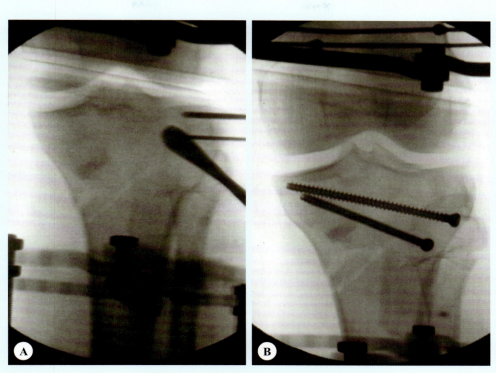

▲ 图 4-22　经皮复位胫骨平台骨块，有限内固定

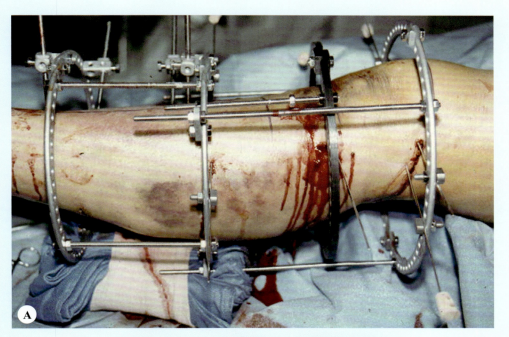

▲ 图 4-23　**A.** 将骨折部碳纤环移至干骺端参照钢针水平

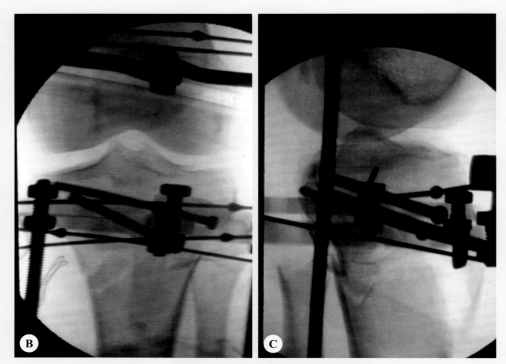

▲ 图 4-23（续） **B 和 C.** 在骨折部碳纤环上添加 2 枚相对的橄榄针

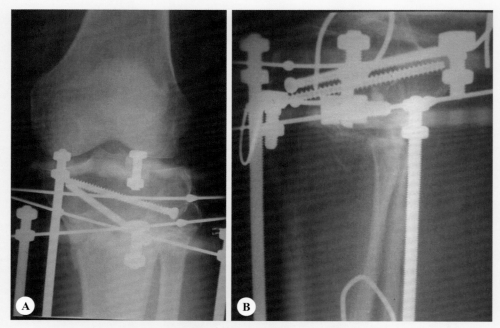

▲ 图 4-24 术后 **4～6** 周拆除股骨髁部环以便于逐步负重和恢复膝关节活动范围

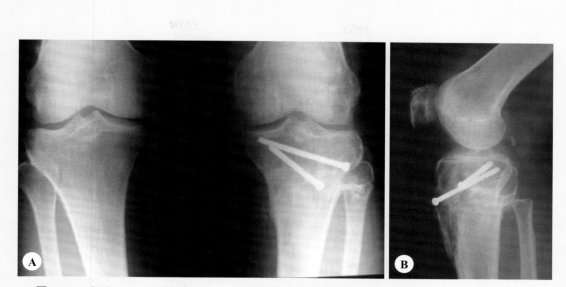

▲ 图 4-25 术后 12～16 周移除 Ilizarov 外固定架，术后 1 年 X 线片（前后位、侧位）显示骨折愈合

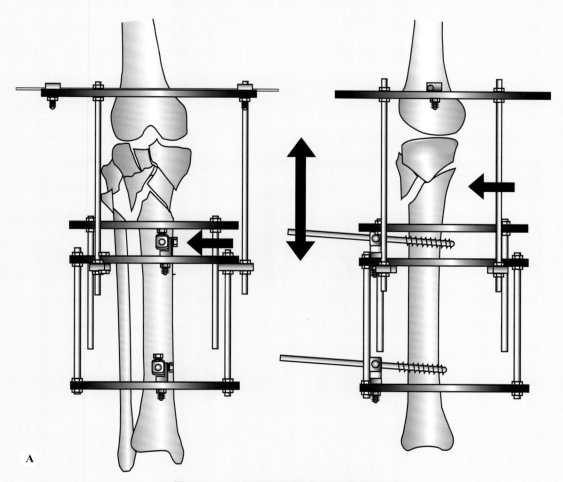

▲ 图 4-26 A. 牵引前的双环组件和股骨髁部环

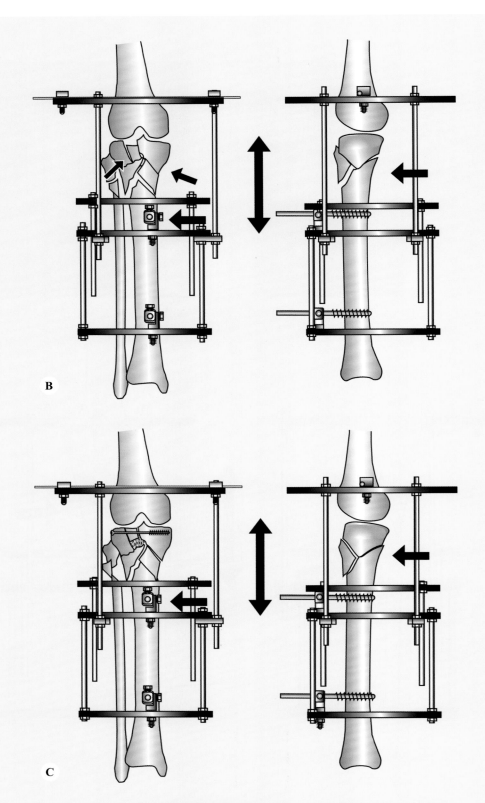

▲ 图 4-26（续） **B.** 利用韧带软组织铰链复位。**C.** 平台关节面有限内固定可以经皮或者利用有限切开技术复位关节面。图中干骺端空隙采用同种异体骨

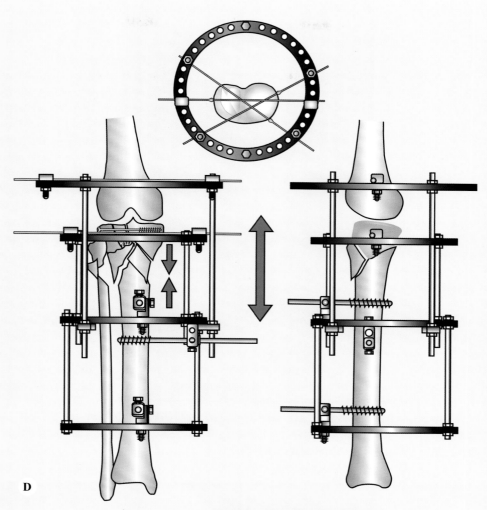

▲ 图 4–26（续）　**D. 抬起骨折部环以维持干骺端复位**

图片由 Dr. Hutson JJ Jr, MD, Professor Clinical Orthopedic Trauma Service, Ryder Trauma Center University of Miami Medical School, Miami, FL 提供

病例 4-3

　　患者女性，73 岁，走路时被车撞伤，导致开放性胫骨近端骨折合并广泛的软组织脱套伤（图 4-27）。受伤当天进行了清创术，并放置了临时的外固定架。几天后采用三环 Ilizarov 外固定架固定胫骨，并同时进行刃厚皮片移植（图 4-28 和图 4-29）。通过损伤区的经皮螺钉和 3 枚张力钢针的有限固定，使复杂开放性骨折复位和稳定。放置外侧锁定接骨板需要进一步的损伤软组织，才能将接骨板放置在胫骨平台外侧髁上。皮肤缺失需要局部旋转移植或游离皮瓣来覆盖接骨板。这种损伤组合是环形外固定架固定的有力指征。术后 15 周拆除外固定架（图 4-30），X 线随访 1 年证实骨折愈合，且胫骨对线良好，关节间隙保持良好（图 4-31）。固定策略包括压缩关节的复位和关节面的有限内固定。两环固定区与胫骨干相连，胫骨近端骨折环通过张力钢针与关节部分相连（图 4-32）。

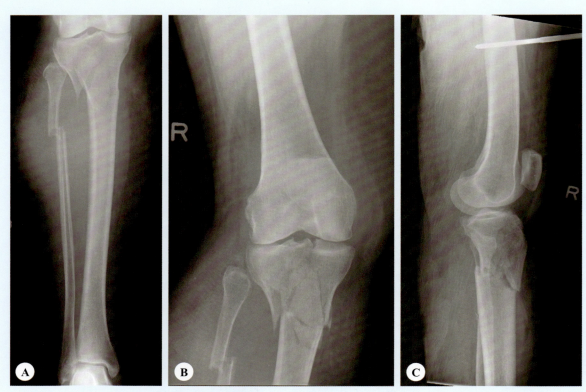

▲ 图 4-27　**A.** AO 分型 **41C2** 型，胫骨开放性（**Gustillo ⅢA**）骨折的前后位 X 线片。患者 73 岁女性，走路时与汽车相撞致伤。小腿近端内侧、前侧、外侧广泛脱套伤（**270°** 脱套）。**B.** 这种 C2 型平台骨折双髁均劈裂。**C.** 完成清创术，安放一个前侧半针临时外固定架后的侧位片

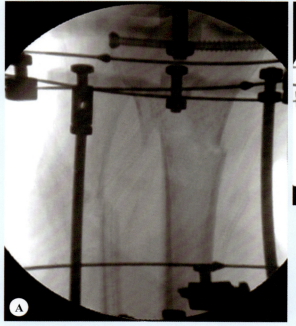

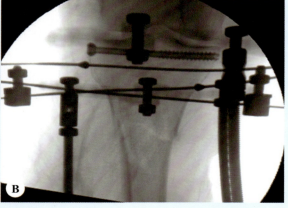

▲ 图 4-28　**A.** 自外向内打入 1 枚 5.5mm 髁下拉力螺钉复位固定胫骨平台双髁，然后安装三环 Ilizarov 外固定架。该外固定架由骨折部环和胫骨中部双环组件借前侧半针连接于普通方形针夹上。**B.** 参照已复位的干骺端，利用撤针技术（胫骨中部）调整胫骨干位置

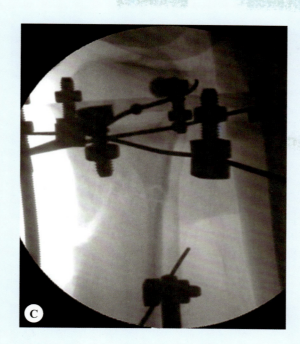

◀ 图 4–28 （续）**C. 3** 枚张力钢针稳定骨折端，维持胫骨力线。完成骨折复位，固定后用 **175cm²** 网状皮肤移植物覆盖近端伤口

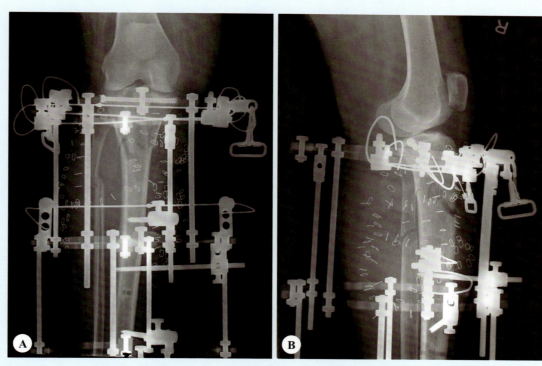

▲ 图 4–29 **A.** 胫骨平台骨折复位固定后的前后位片。该外固定架结构由 **4** 枚螺纹棒连接骨折部环和双环组件，双环组件固定于 **2** 枚前后位羟基磷灰石半针上。借助内侧面半针和由内向外的滑动钢针调整胫骨干和干骺端的位置。将拉力螺钉置于关节面稍下方，预留出水平参照钢针的置入空间。**X** 线片上所看到的皮钉是用来固定皮肤移植物的。皮肤移植物与外固定架之间有足够的空间来"打包"加压皮肤移植区。**B.** 侧位片示骨折端对线良好

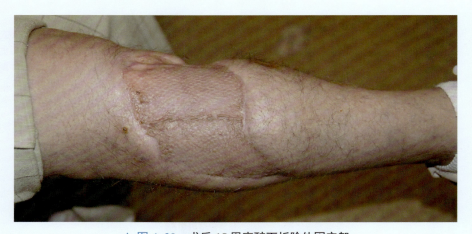

▲ 图 4-30　术后 15 周麻醉下拆除外固定架

观察针孔的愈合情况。患者在铰链式膝关节支具的保护下半负重。植皮区展示了当时开放性伤口的范围

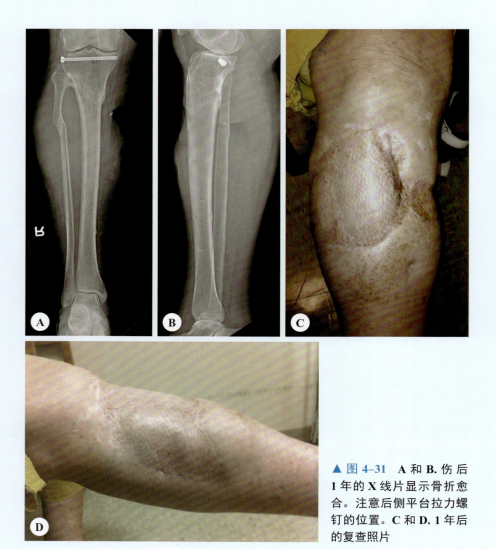

▲ 图 4-31　A 和 B. 伤后 1 年的 X 线片显示骨折愈合。注意后侧平台拉力螺钉的位置。C 和 D. 1 年后的复查照片

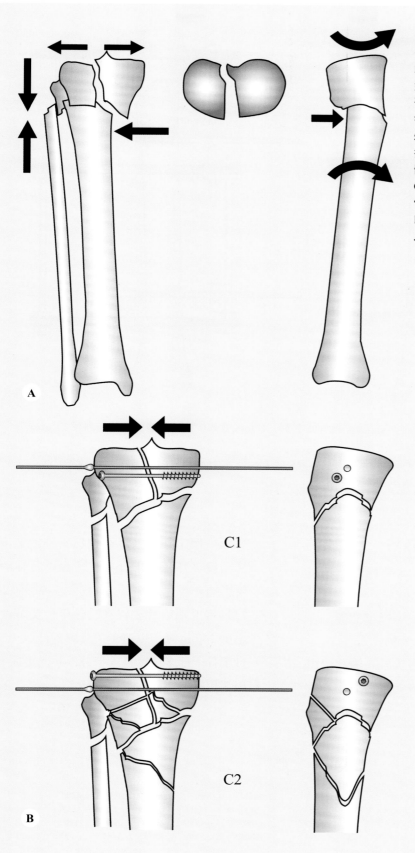

◀ 图 4–32　A. C1～2 型胫骨平台骨折，髁部劈裂且干骺端相对于胫骨干移位，在 C2 型骨折中，干骺端骨折呈粉碎性。B. 用一把大骨折复位钳经皮复位胫骨髁部，1 枚 5.5mm 空心螺钉固定髁部骨折端。大型的 C1 骨块可于髁部中心置入拉力螺钉固定。C2 型骨折可以在平台后侧软骨下置入拉力螺钉，这样可以预留出水平参照钢针的置入空间

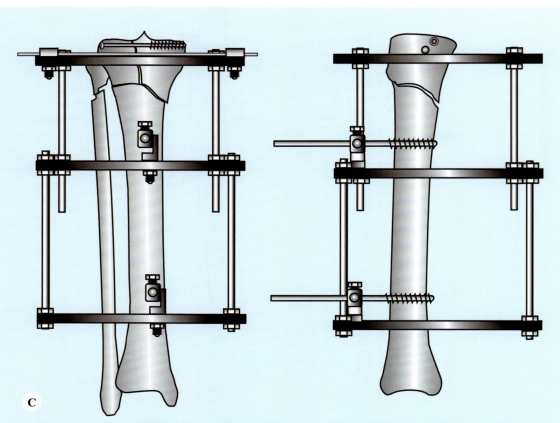

▲ 图 4–32（续） C.胫骨髁部重建后，关节面下 10～12mm 置入 1 枚水平参照钢针。利用 Ilizarov 复位技术将胫骨干与干骺端对齐

图片由 Dr. Hutson JJ Jr, MD, Professor Clinical Orthopedic Trauma Service, Ryder Trauma Center University of Miami Medical School, Miami, FL 提供

七、Seligson 的提示和技巧

- 用长枕垫抬高患肢，便于手术操作和多角度观察。
- 近端参照钢针应平行于胫骨平台关节面，在胫骨中心前方 1cm 从外侧向内侧置入。
- 近端环的交叉橄榄针应分别从后外侧和后内侧交叉 60° 置入，其交点位于近端胫骨中心后方 1cm 处。

- 环形外固定架的强度受钢针贯穿的宽度、交叉角度、环径、半针径、环数量及环的对称度影响。
- 尽量将近端钢针放置在胫骨平台关节线以下至少 14mm 处，以避免关节内置针。
- 可于骨干部多角度置入半钉，并连接远端环。
- 用 3 根螺杆连接远、近端环。

参考文献

[1] DeCoster TA, Crawford MK, Kraut MAS. Safe extracapsular placement of proximal tibia transfixation pins. *J Orthop Trauma.* 1999;13(4):236–240.

[2] Roberts CS, Dodds JC, Perry K, Beck D, Seligson D, Voor MJ. Hybrid external fixation of the proximal tibia: strategies to improve frame stability. *J Orthop Trauma.* 2003;17(6):415–420.

[3] Seligson D, Mauffrey C, Roberts C. *External Fixation in Orthopedic Traumatology.* London: Springer; 2012:121–129.

[4] Roberts CS, Antoci V, Antoci Jr V, Voor MJ. The effect of transfixion wire crossing angle on the stiffness of fine wire external fixation: a

biomechanical study. *Injury*. 2005;36(9):1107–1112.

[5] Antoci V, Raney EM, Antoci V, Voor MJ, Roberts CS. Transfixion wire positioning within the bone. *J Pediatr Orthop*. 2006;26(4):466–470.

[6] Watson JT, Coufal C. Treatment of complex lateral plateau fractures using Ilizarov techniques. *Clin Orthop Relat Res*. 1998;353:97–106.

[7] Geller J, Tornetta 3rd P, Tiburzi D, Kummer F, Koval K. Tension wire position for hybrid external fixation of the proximal tibia. *J Orthop Trauma*. 2000;14(7):502–504.

[8] Sirkin MS, Bono CM, Reilly MC, Behrens FF. Percutaneous methods of tibial plateau fixation. *Clin Orthop Relat Res*. 2000;375:60–68.

[9] Hutson Jr JJ. Chapter 2: safe wire and half pin placement in tibia fractures. *Tech Orthop*. 2002;17(1):5–11.

[10] Watson MA, Mathias KJ, Maffulli N. External ring fixators: an overview. *Proc Inst Mech Eng H*. 2000;214(5):459–470.

[11] Pugh KJ, Wolinsky PR, Dawson JM, Stahlman GC. The biomechanics of hybrid external fixation. *J Orthop Trauma*. 1999;13(1):20–26.

[12] Pugh KJ, Wolinsky PR, Pienkowski D, Banit D, Dawson JM. Comparative biomechanics of hybrid external fixation. *J Orthop Trauma*. 1999;13(6):418–425.

[13] Haidukewych GJ. Temporary external fixation for the management of complex intra-and periarticular fractures of the lower extremity. *J Orthop Trauma*. 2002;16(9):678–685.

[14] Bible JE, Mir HR. External fixation: principles and applications. *J Am Acad Orthop Surg*. 2015;23(11):683–690.

[15] Behrens F. A primer of fixator devices and configurations. *Clin Orthop Relat Res*. 1989;241:5–14.

[16] Dendrinos GK, Kontos S, Katsenis D, Dalas A. Treatment of high-energy tibial plateau fractures by the Ilizarov circular fixator. *J Bone Joint Surg Br*. 1996;78(5):710–717.

[17] Krupp RJ, Malkani AL, Roberts CS, Seligson D, Crawford 3rd CH, Smith L. Treatment of bicondylar tibia plateau fractures using locked plating versus external fixation. *Orthopedics*. 2009;32(8).

[18] Debnath UK, Jha DK, Pujari PK. Results of ring (Ilizarov) fixator in high energy Schatzker type VI fractures of proximal tibia. *J Clin Orthop Trauma*. 2018;9(2):186–191.

[19] Mikulak SA, Gold SM, Zinar DM. Small wire external fixation of high energy tibial plateau fractures. *Clin Orthop Relat Res*. 1998;356:230–238.

[20] Keightley AJ, Nawaz SZ, Jacob JT, Unnithan A, Elliott DS, Khaleel A. Ilizarov management of Schatzker IV to VI fractures of the tibial plateau: 105 fractures at a mean follow-up of 7.8 years. *Bone Joint J*. 2015;97–B(12):1693–1697.

[21] Egol KA, Tejwani NC, Capla EL, Wolinsky PL, Koval KJ. Staged management of high-energy proximal tibia fractures (OTA types 41): the results of a prospective, standardized protocol. *J Orthop Trauma*. 2005;19(7):448–456.

[22] Hutson Jr JJ. The centered lateral fluoroscopic image of the knee: the key to safe tensioned wire placement in periarticular fractures of the proximal tibia. *J Orthop Trauma*. 2002;16(3):196–200.

[23] Hall JA, Beuerlein MJ, McKee MD, Canadian Orthopaedic Trauma Society. Open reduction and internal fixation compared with circular fixator application for bicondylar tibial plateau fractures. Surgical technique. *J Bone Joint Surg Am*. 2009;91(suppl 2, pt 1):74–88.

[24] Sales JG, Soleymaopour J, Ansari M, Afaghi F, Goldust M. Treatment results of bicondylar tibial fractures using hybrid external fixator. *Pak J Biol Sci*. 2013;16(10):491–495.

[25] Bal GK, Kuo RS, Chapman JR, Henley MB, Benirschke SK, Claudi BF. The anterior T-frame external fixator for high-energy proximal tibial fractures. *Clin Orthop Relat Res*. 2000;380:234–240.

[26] Kazmers NH, Fragomen AT, Rozbruch SR. Prevention of pin site infection in external fixation: a review of the literature. *Strategies Trauma Limb Reconstr*. 2016;11(2):75–85.

[27] Chin TY, Bardana D, Bailey M, et al. Functional outcome of tibial plateau fractures treated with the fine-wire fixator. *Injury*. 2005;36(12):1467–1475.

[28] Ramos T, Ekholm C, Eriksson BI, Karlsson J, Nistor L. The Ilizarov external fixator-– a useful alternative for the treatment of proximal tibial fractures. A prospective observational study of 30 consecutive patients. *BMC Musculoskelet Disord*. 2013;14:11.

[29] Mahan J, Seligson D, Henry SL, Hynes P, Dobbins J. Factors in pin tract infections. *Orthopedics*. 1991;14(3):305–308.

[30] Hutson Jr JJ, Zych GA. Infections in periarticular fractures of the lower extremity treated with tensioned wire hybrid fixators. *J Orthop Trauma*. 1998;12(3):214–218.

[31] Parameswaran AD, Roberts CS, Seligson D, Voor M. Pin tract infection with contemporary external fixation: how much of a problem? *J Orthop Trauma*. 2003;17(7):503– 507.

[32] Canadian Orthopaedic Trauma Society. Open reduction and internal fixation compared with circular fixator application for bicondylar tibial plateau fractures. Results of a multicenter, prospective, randomized clinical trial. *J Bone Joint Surg Am*. 2006;88(12):2613– 2623.

[33] Bertrand ML, Pascual-López FJ, Guerado E. Severe tibial plateau fractures (Schatzker Ⅴ-Ⅵ): open reduction and internal fixation versus hybrid external fixation. *Injury*. 2017;48(suppl 6):S81–S85.

[34] Katsenis D, Dendrinos G, Kouris A, Savas N, Schoinochoritis N, Pogiatzis K. Combination of fine wire fixation and limited internal fixation for high-energy tibial plateau fractures: functional results at minimum 5–year follow-up. *J Orthop Trauma*. 2009;23(7):493– 501.

第 5 章　内固定

Internal Fixation

John T. Riehl, MD　著

李文亮　林树忠　张永春　译　　姚　翔　校

一、胫骨平台骨折内固定

胫骨平台骨折的内固定构型设计主要取决于骨折类型和患者因素，比如合并损伤和功能状态。第 2 章中讨论的骨折分型系统有助于确定胫骨平台骨折的最终治疗方案。目前市面上有许多针对胫骨平台的接骨板系统，并不断有新型产品上市。预塑形接骨板固定系统为复杂骨折的稳定固定提供了治疗方案。胫骨平台骨折成功的手术治疗始于获得复位和置入内固定所需的视野（详见第 1 章）。胫骨平台的显露可以通过多种技术来实现，包括透视、关节镜、小切口、大切口、多切口。术者必须要制订计划使用何种手术入路完成复位和固定骨折的治疗目标，同时患者受到的医源性风险最小。虽然推荐尽可能地选择软组织破坏较小的固定方案，但要认识到，有时候必须切口显露更大才能达到复位和固定的目的。

二、适应证

胫骨平台骨折的手术治疗适应证主要由骨折特征决定，如骨折的移位类型及其稳定性。当骨折累及膝关节的关节面时，关节移位导致膝关节的力学传导机制改变，从而加速了膝关节的退行性变。通常情况下，关节面移位 / 台阶超过 3mm（≥3mm）是手术适应证。然而对于年轻或者有更高功能要求的患者来说，关节面台阶超过 1mm（≥1mm）就可以考虑手术复位和固定。

有些胫骨平台骨折存在内翻、外翻不稳定，愈合过程中可能导致胫骨机械轴轴线异常，该部分骨折也符合手术治疗的适应证。骨折的不稳定程度可以通过 X 线片在静态胶片上显示移位程度来进行检测，也可以通过应力位片来确定。如果对骨折稳定性仍有疑问，可以在手术室麻醉下，利用透视进行辅助检查确定。应力下膝关节外翻或内翻畸形大于 5°～10°，表明其不稳定。干骺端粉碎、累及双髁及内侧胫骨平台骨折通常都是提示膝关节不稳定的骨折特征。

关节面骨折间隙超过 3～5mm 是另一个常见的手术适应证。这通常是由胫骨平台增宽导致的。平台增宽程度通常可以与对侧平台 X 线片对比或者通过比较同侧平台与股骨髁的宽度来测量。胫骨平台外侧缘通常应与股骨髁外侧缘一致[1]。胫骨平台关节面应略宽于股骨远端关节面，而略窄于股骨髁总宽度[2]。

此外，胫骨平台骨折还有其他可能的手术适应证。患者由于意识障碍或多发伤无法保持患肢长期不负重状态时，可以考虑手术治疗来避免骨折移位并允许肢体早期活动和负重。考虑到针对胫骨平台患者的手术风险与收益，手术策略必须个性化。无移位或稳定骨折并不总是需要内固定或外固定治疗，但是如果伴随开放性损伤或骨 – 筋膜室综合征仍是手术治疗的适应证。胫骨平台骨折的手术适应证列于框 5-1。

> **框 5–1　胫骨平台骨折的手术适应证**
>
> - 关节面台阶移位≥3mm（年轻或活动量大的患者≥1mm）
> - 膝关节内外翻不稳≥5°～10°
> - 大部分的双髁骨折，内侧平台骨折及伴有干骺端粉碎的胫骨平台骨折
> - 骨折间隙≥3mm（平台增宽）
> - 需要早期负重
> - 开放性骨折
> - 骨 – 筋膜室综合征

三、经皮固定

胫骨平台骨折经皮固定（percutaneous fixation，PF）是在透视或关节镜的辅助下进行的。经皮固定可以单独进行，也可以作为开放固定的辅助手段。经皮固定最适用于以下情况：骨折端存在微小的移位或无移位，应用拉力螺钉足以固定骨折端（常用于较大的骨块而不适合粉碎性骨块），以及当需要避免大切口来进行内固定时（例如，避免较窄的皮桥或者合并开放性伤口）。

正确的暴露胫骨平台对于骨折复位和放置内固定物是至关重要的。前后位透视除了膝关节正位相，还要观察胫骨平台关节面后倾 10° 的前后位相（关节面切线位）。后者有助于在放置内固定物时确保拉力螺钉放置在软骨下骨而没有穿出关节面。在后倾 10° 的前后位图像中，胫骨平台关节面前后缘应该互相重叠形成一条线。多角度前后位透视也可以评估骨折的复位情况及发现关节面的台阶样塌陷。侧位透视应重叠内、外侧胫骨平台，使术者能够评估矢状面骨折复位情况。

使用关节镜可以直接观察胫骨平台关节面（图 5–1）。使用关节镜检查时，必须注意不要让关节腔冲洗的液体外渗到小腿软组织中。因为最初的创伤后小腿软组织可能已经存在一定程度的损伤，液体外渗到封闭的腔室可引起骨 – 筋膜室综合征。如果使用关节镜辅助暴露，骨科医生应该注意这个可能的并发症。干式关节镜（无水关节镜）是一种避免液体外渗的技术。然而，在经皮术式中，

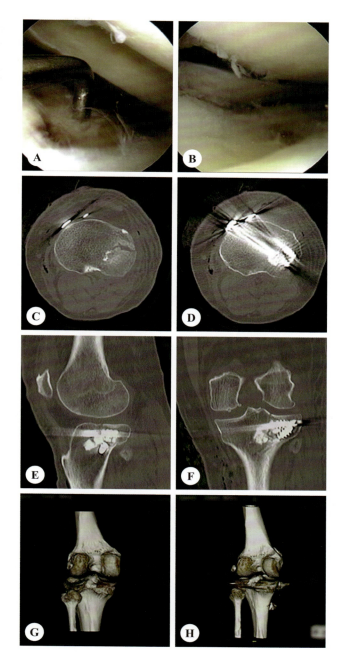

▲ 图 5–1　**A** 和 **B**. 外侧胫骨平台的关节镜下视图：复位前（**A**）和复位后（**B**）。**C** 至 **H**. 术后骨折复位情况和内固定位置的 CT 扫描图像

引自 Kun Chan AC, Hin Chan AP, Hung YW, Lo CK, Ho Fan JC. A novel percutaneous screw fixation of postero-lateral tibial plateau fracture using posterior cruciate ligament reconstruction femoral template: Technical note. *J Orthop Trauma Rehabilitation*. 2017;22:22–29.

干式关节镜可能得不到良好的视野（在开放手术中的干式关节镜探查则可获得良好的视野，下文会展开讨论）。使用关节镜加压水泵会增加液体外

渗的可能，在这些病例中应该谨慎使用或者不使用。将套管置入关节腔并利用水流自身重力使用生理盐水充分冲洗关节腔是可取的方案。可以为关节镜和其他器械（刨削刀、探钩等）建立内侧、外侧的入口和一个极外侧的进水口。使用抽吸式刨削刀清除膝关节内及骨折端的血凝块和碎片以获得良好的视野是非常必要的。

图 5-2 展示了多种复位工具和技术。当骨折端有轻微台阶或者间隙时，可以使用大的点式复位钳（Weber、关节周围系列等）进行复位。点式复位钳两尖端通过两个小型点状切口放置在胫骨骨面上，施加经过膝关节的力量来打开复位处的关节间隙（例如，在复位外侧平台时内翻膝关节）。旋转点式复位钳抬高塌陷骨块，然后加压、复位骨折块。有时需要先用一把骨撬（骨膜剥离子）插入骨折端以解除骨块的嵌插，以便进行复位操作。

带钉的球头顶棒或复位钳在经皮和开放复位胫骨平台骨折中非常有用。它可以通过小切口放置，将骨折块推向特定的方向（抬高、下压等）。股骨牵张器或者外固定架可以用于恢复骨折长度，并对膝关节施加内翻或外翻应力。这一理念将在切开复位内固定（open reduction and internal fixation，ORIF）部分进一步详细讨论。

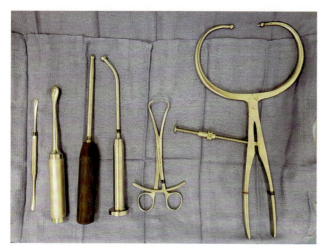

▲ 图 5-2　复位胫骨平台骨折的相关器械，从左往右依次是：Freer 骨膜剥离子、Cobb 骨膜剥离子、球头顶棒、骨撬、Weber 点式复位钳和大关节复位钳

经皮手术方案中，处理外侧平台关节面的中央部塌陷是较为困难的。可以在干骺端处增加一个小切口来实现这个操作。如果干骺端处骨皮质完整，可以用 4.5mm 钻头开窗，然后将一把长弯型顶棒通过凿开的骨窗去撬拨塌陷的骨块。在前后位和侧位透视下不断调整顶棒的位置，用锤子轻轻敲击顶棒以复位塌陷的骨块，并通过透视和关节镜检查复位情况。可在此使用的另一种复位技术是球囊胫骨成形术。将一个可充气的球囊（通常是椎体成形术的球囊）插入塌陷下方的干骺端区域，将球囊缓慢充气，直至骨折块复位满意（图 5-3）。与顶棒技术相比，此技术可以为塌陷关节面提供更广泛、均匀的压力，对胫骨的破坏更小[3, 4]。塌陷的关节面复位后，可以去除球囊并经皮置入骨填充物（如磷酸钙骨水泥）来填补干骺端的骨空隙。

另一个有用的复位技术是使用中到大号的（2.0～3.2mm）克氏针。这些克氏针可以钻入一个大的塌陷的外侧平台骨块，并在骨折断端处停止，然后操作克氏针以抬高塌陷骨块。一旦骨块复位后，可以将针继续穿过骨折部位插入至对侧平台骨皮质中。

据文献报道，后交叉韧带（posterior cruciate ligament，PCL）导向器是有用的工具。该工具可以定位塌陷骨块，指导顶棒和螺钉放置[5]。PCL 导向器的瞄准部分可以安放在皮外。然后在远离塌陷关节面的入口插入器械，以获得器械的准确放置位置和关节面复位的最佳角度（图 5-4）。这在经皮治疗后外侧胫骨平台骨折时可能特别有用，器械和固定物可以准确地从内侧穿至后外侧平台的深部。

如有必要，可以在骨折复位后使用克氏针进行临时固定来保持骨块的位置。终极固定的螺钉方向通常平行于关节面进行，常常需要对关节内骨块加压以提供骨折部位的绝对稳定性以实现一期愈合。加压通常可以通过钳夹骨折端或者放置拉力螺钉来实现。加压固定可以使用多种型号的螺钉（从 3.5、4.0、4.5、6.5，直到 8.0）。所用螺

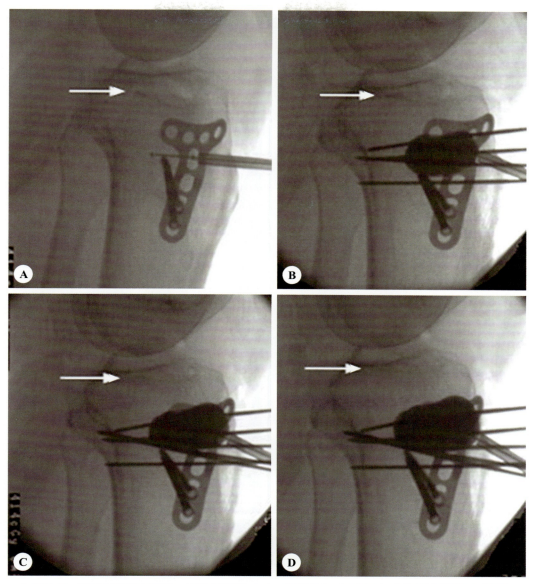

▲ 图 5-3　将球囊放置在胫骨，评估干骺端（A），缓慢充气（B 至 D）复位塌陷关节面（白箭）
引自 Skeletal Trauma, Sixth Edition, 2020.

钉的型号取决于骨块的大小、患者的体型和所使用的其他固定装置。使用特殊设计的螺钉（如半螺纹拉力螺钉）或拉力技术（使用全螺纹螺钉时将近侧骨皮质孔过度扩大）加压骨块。置入螺钉时放不放置垫片取决于患者骨骼质量和医生偏好。经皮固定放置螺钉时，保证穿透双侧骨皮质有助于提高固定强度。对于楔形骨块，除了软骨下螺钉外，在骨块的远端顶点放置一个螺钉作为支撑螺钉有助于防止骨块下移，这在生物力学角度上是可以增加稳定性的（图 5-5）。

四、切开复位内固定

许多胫骨平台骨折病例，特别是高能量损伤机制导致的，都需要采用切开复位内固定术以处理移位的关节面。此时关节面多有较大的移位和粉碎，经皮复位和固定手术很难获得良好的影像学结果。通过开放手术可以在直视下处理移位的骨块并获得良好的结果。手术入路的选择非常重要，主要取决于患者的骨折类型。第 1 章介绍了处理胫骨平台骨折的几种入路。

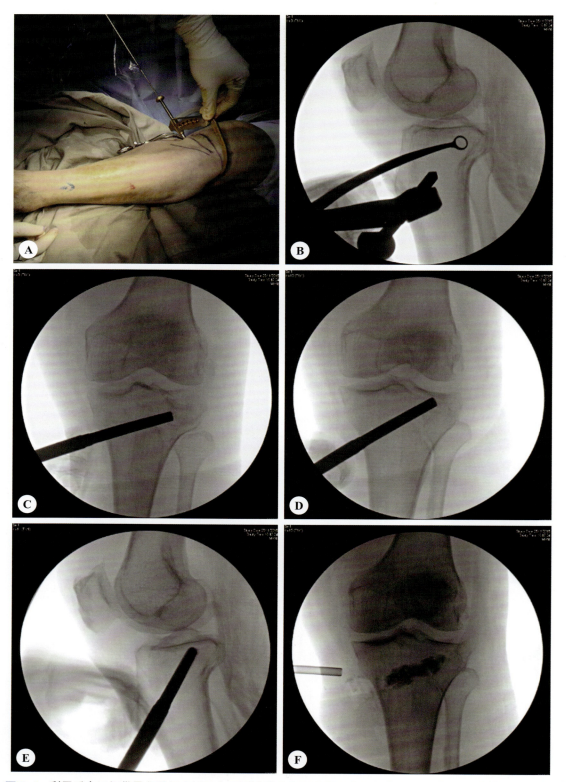

▲ 图 5-4　利用后交叉韧带导向器经内侧平台干骺端瞄准后外侧评估的术中照片（**A**）和 X 线透视（**B**）。从内侧干骺端朝向后外侧塌陷骨块（**C**）插入顶棒。抬起塌陷平台骨块（**D** 和 **E**）。干骺端骨缺损可以用植骨材料填充（**F**）

引自 Kun Chan AC, Hin Chan AP, Hung YW, Lo CK, Ho Fan JC. A novel percutaneous screw fixation of postero-lateral tibial plateau fracture using posterior cruciate ligament reconstruction femoral template: Technical note. *J Orthop Trauma Rehabilitation*. 2017;22:22–29.

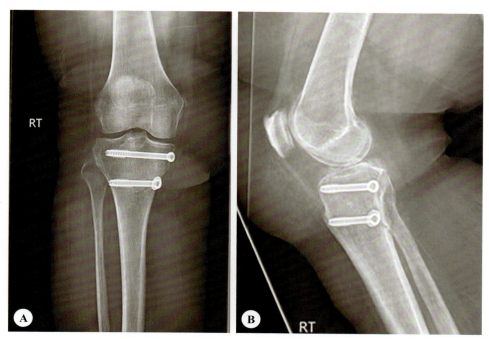

▲ 图 5-5　**2 枚空心螺钉垂直于骨折线固定内侧胫骨平台骨折的前后位片（A）和侧位片（B）。稍下方的螺钉被放置在骨折线顶点**

病例 5-1

　　患者男性，48 岁，从梯子上摔下，伤及右膝，他被送往急诊室。患者血流动力学稳定，双侧脉搏对称，没有骨 - 筋膜室综合征征象（图 5-6）。

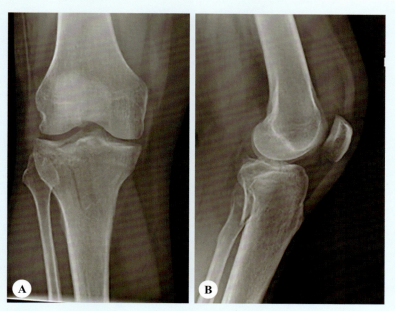

▲ 图 5-6　**A 和 B. 胫骨平台双髁骨折的 X 线片，伴有外侧平台塌陷和后内侧骨块**

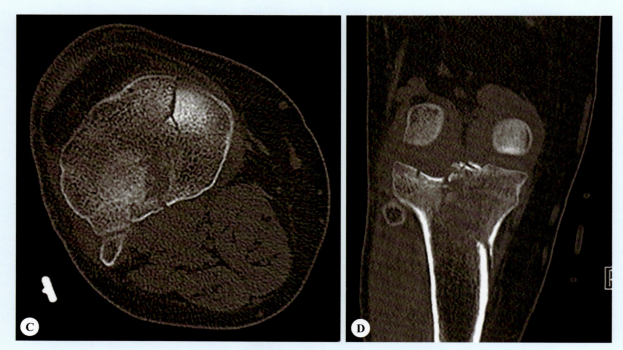

▲ 图 5-6（续） C 和 D. 胫骨平台双髁骨折的 CT，伴有外侧平台塌陷和后内侧骨块

　　抬高患肢，膝关节制动，冰敷。第二天早上，患者被送入手术室。术中麻醉下检查患肢，膝关节内翻应力试验不稳定（＞10°）。内侧平台支撑接骨板固定，外侧平台经皮固定（图 5-7）。

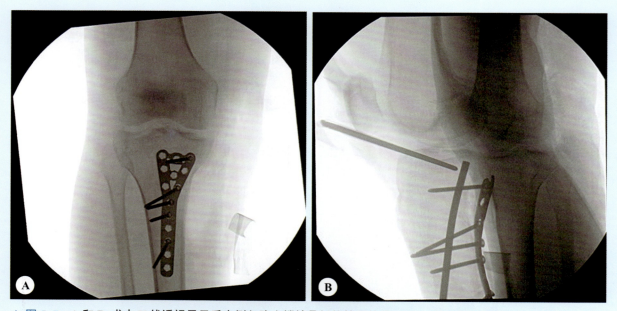

▲ 图 5-7　A 和 B. 术中 X 线透视显示后内侧入路支撑接骨板的放置位置（A），利用顶棒经皮复位外侧平台（B）。胫骨外侧干骺端骨皮质"开窗"，由此伸入顶棒

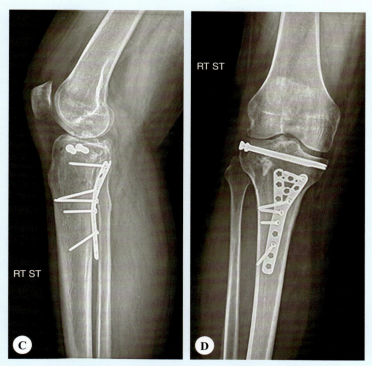

▲ 图 5-7（续）　C 和 D. 置入 2 枚 6.5mm 半螺纹空心螺钉作为外侧胫骨平台的最终固定，磷酸钙填充干骺端骨缺损

外侧胫骨平台单髁骨折通常使用前外侧入路进行固定。完成显露后，将半月板和关节囊向近端牵开（见第 1 章），内翻膝关节可以显露外侧平台至髁间棘部分。自髌腱向后至后外侧平台在半月板下方将冠状韧带横向切开。可以徒手内翻膝关节，也可以使用牵引装置来完成。股骨牵开器是一个可以有效地为膝关节提供稳定内翻应力的工具，并可以更大程度地显露外侧平台。应用股骨牵开器时，在股骨外上髁从外侧到内侧放置 1 个半针（或仅放置于外上髁的远端和后方[6]）。放置牵开器后，半针的位置能够允许膝关节在需要时屈伸。在胫骨上从外侧到内侧放置第 2 根针，其位置在预期胫骨平台骨折内固定的最远端。放置此针时应避免损伤腓浅神经。牵开器可以在手术台上组装，并将固定套筒放在半针上，拧紧螺钉，将套筒固定在针上。组装牵开器时，应将横杆平行于胫骨并且偏后放置（图 5-8），这样能远离术区不影响术中操作和透视。将活动节部分的

螺母松开并移动到杆的末端，对患肢进行手动牵引和内翻，然后拧紧近端螺母（将螺母从骨折部位远离）。熟悉这个装置后，其安装只需几分钟却可以提供良好的视野，最终节省了手术时间。

除了股骨牵开器，也可以用外固定架。如前所述，放置半针，然后将固定夹和碳纤维杆安装到针上，手动牵引并拧紧固定夹。在靠近远端半针的碳纤维杆上放置第 3 个固定夹并拧紧。远端两个固定夹之间放置一把大的撑开器，松开最远端的夹钳。撑开器用于移动远端半针并在碳纤维杆上撑开更远，以提供进一步的牵张。然后重新拧紧固定夹，撤出撑开器（图 5-9）。

另外，无水关节镜（干式关节镜）技术也可以直视关节面。切开半月板下冠状韧带后，从半月板下放置关节镜观察关节面。必要时也可以通过前外、前内通道放置。

充分显露后，可以探查外侧半月板。外侧半月板边缘的撕裂通常可以被修复，而中央的

撕裂部分需清理。尽管是开放手术下使用关节镜，但关节镜咬钳是一种很有用的工具，可以很容易地伸进半月板并将其边缘清理至光滑平稳（图 5-10）。

外侧骨皮质块经常可以通过"翻书"样掀开以显露外侧胫骨平台的偏内部分的塌陷骨块。在矢状面上存在的骨折线则使用一把骨膜剥离子或者骨刀来撬开外侧骨皮质块（图 5-11）。可以用撑开器或者自动拉钩维持显露，然后由内向外复位平台（框 5-2）。

关节面塌陷骨块经常被压迫到干骺端，这时必须首先用骨膜剥离子或者骨刀解锁嵌插。骨刀需放置在关节面下至少 1cm 以便抬起较大的

骨软骨碎片。骨刀插入后，施加向上的力量抬起塌陷骨块。也可以在第一把骨刀的下方再放置一把骨刀，2 把骨刀相互用力，撬动塌陷骨块复位（图 5-12）。或者可以使用 Cobb 骨膜剥离子、Freer 骨膜剥离子，或者使用顶棒配合骨刀抬起骨块（图 5-13）。

一旦平台关节面复位，就可以用 1 枚克氏针进行临时固定。将克氏针穿出内侧平台和皮肤，从内侧将克氏针拉至针尾与骨块外缘齐平（图 5-14）。这样克氏针就可以固定住目标骨块，而不妨碍其他外侧骨块的复位。中间骨块较多时，可打入可吸收针作为最终固定（图 5-15）。当外侧胫骨平台内翻畸形时，可以将克氏针插入骨块，并

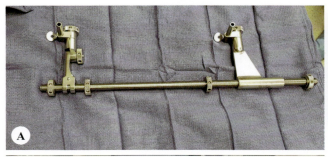

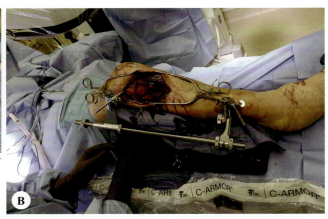

▲ 图 5-8　组装好的股骨撑开器（A）。安装股骨撑开器时，应该考虑到手术操作和 C 臂透视，钢针不能妨碍放置内固定及膝关节活动（B）

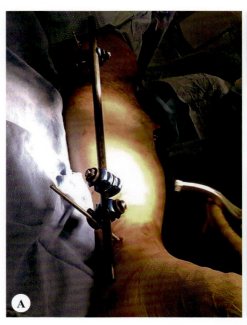

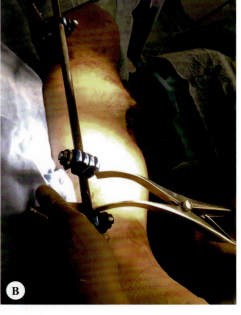

◀ 图 5-9　用外固定架和撑开器牵引
靠近远端固定夹放置第 3 个固定夹，拧紧（A）。松最远端固定夹，远端 2 个固定夹之间放置撑开器，进一步撑开（B），牵引效果满意后，拧紧最远端固定夹（引自 Arthro FX external fixator system pictured, Arthrex Inc., Naples, FL.）

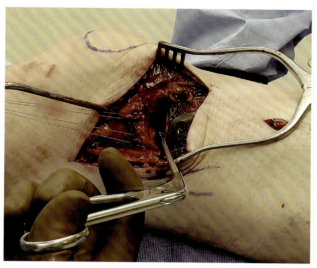

▲ 图 5-10　切开半月板下冠状韧带，利用关节镜咬钳清理外侧半月板的中央撕裂部分

轻微地向上抬起（克氏针平行于移位骨块的关节面）。然后，操作克氏针复位骨块（或者稍微复位至"矫枉过正"），再用另一枚克氏针固定该骨块。复位好中间塌陷骨块后，外侧骨皮质就可以复位并加压。将植骨材料填入干骺端空隙，不同的植骨材料放置方法不同，有的需要在外侧骨皮质块复位之前置入空隙中，还有的需要在固定完成后注射进去。可以通过带齿球头顶棒或者复位钳加压骨折端。可以先直视下检查关节面的复位情况，再用一把 Freer 骨膜剥离子检查关节的是否平整，有无明显的台阶样畸形。使用标准的正位、后倾10° 正位（与胫骨平台后倾角一致）以及与股骨髁内侧和外侧对齐的侧位 X 线片来进行影像学检查进行复位确认。

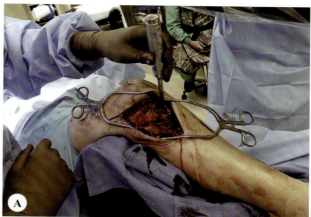

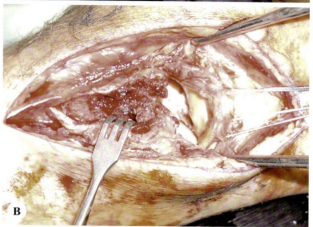

框 5-2　胫骨平台的复位技术和器械

- 双骨刀撬拨复位塌陷骨块技术
- 点式复位钳
- "操作杆"技术
- 顶棒技术
- 撑开器
- 球头顶棒
- 推、拉装置

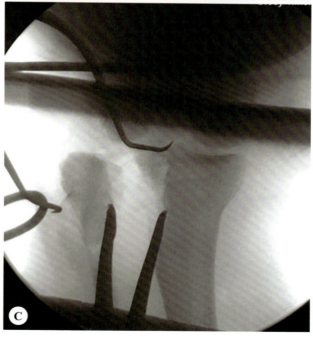

▲ 图 5-11　A. 顺外侧胫骨平台矢状面骨折线插入一把 Cobb 骨膜剥离子；B. 拉钩"翻书"样牵开外侧胫骨平台骨块；C. 用撑开器"翻书"样撑开外侧骨块，进一步显露中央粉碎骨块

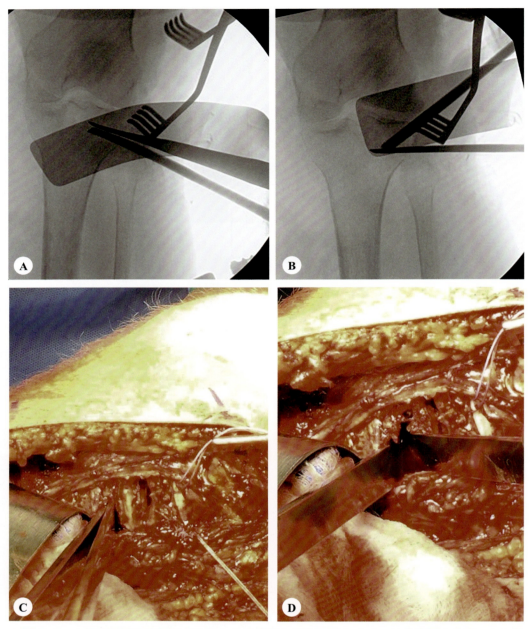

▲ 图 5-12　2 把骨刀平行于塌陷关节面方向重叠插入关节面下方（**A**）。扶住最下方骨刀，上方骨刀撬拨骨块，复位塌陷关节面（**B**）。双骨刀复位技术的术中照片（**C** 和 **D**）

完成复位和临时固定后，可以放置最终的内固定。不经接骨板的拉力螺钉可以从外侧向内侧平行关节面打入软骨下骨。可以通过使用半螺纹螺钉实现加压，也可以使用拉力螺钉技术（首先在断端钻一个直径较大的滑动孔，然后再在平台的其余部分参照螺钉的直径正常钻孔）来实现加压。拉力螺钉的置入可以对关节面进一步加压（图 5-16）。

随后可以在胫骨平台外侧放置外侧接骨板。选择专用形态的接骨板是固定外侧胫骨平台骨折最常用的方法。这种接骨板应作为支撑接骨板放置，在关节面和骨折端部位接骨板最好符合解剖形态以便与外侧骨皮质贴合并施加压力（图 5-17）。必要时可以用一把关节复位钳加压接骨板和关节面。接骨板位置调整满意后，在干骺端或干骺交界处经接骨板的孔打入 1 枚非锁定螺钉，使接骨

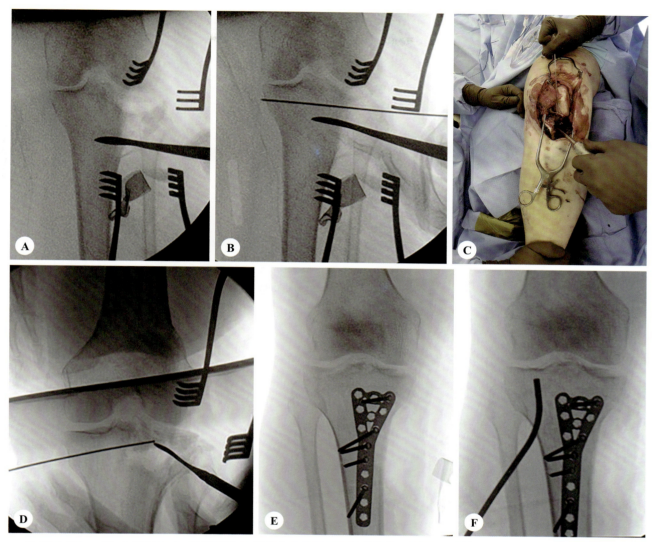

▲ 图 5-13　**A 至 C.** 利用 Cobb 骨膜剥离子的宽大平面复位带软骨下骨的塌陷关节面，完成复位后，克氏针固定骨块维持复位；**D.** 也可以用 Freer 骨膜剥离子复位小骨块；**E 和 F.** 顶棒复位塌陷骨块

板贴紧骨面。经接骨板近端置入拉力螺钉进一步加压关节面。完成加压后，如果需要提供某些固定角度的架构支撑，可在额外的近端螺钉孔内置入锁定螺钉。这种技术特别适用于如下情况：骨质疏松患者、内侧平台矢状面劈裂骨折在加压固定后以及小骨块需要软骨下支撑固定。根据患者的骨质或其他使用锁定螺钉指征的因素，可以在接骨板远端轴线选择置入锁定或非锁定螺钉。最后，置入 1 枚 kickstand 螺钉获得额外的近端固定（图 5-18）。

　　如果进行内固定前没有放置植骨材料，现在可以将磷酸钙等[7]可注射的移植物置入干骺端空

隙，然后冲洗关节腔。将悬吊外侧半月板的缝合线固定于接骨板或外侧平台周围的软组织袖套上。接下来修复前侧骨 – 筋膜室的肌肉和筋膜，但应注意避免过度收紧。膝关节支持带也要修复，然后是皮下组织和皮肤。注意每一层的缝合都要进行冲洗。稳定固定后，使用敷料覆盖伤口，允许患者正常屈伸膝关节，并且术后 6 周内禁止负重。在此期间可以在晚上佩戴伸膝支具，预防膝关节屈曲挛缩。

　　当存在单纯内侧胫骨平台骨折时（Schatzker Ⅳ型损伤），可以采用后内侧入路（第 1 章）复位固定。后内侧入路也可以联合前外侧或者前侧入路

来处理双髁骨折。处理双髁骨折时，一般先用内侧入路复位内侧平台，再复位固定外侧平台。一般外翻膝关节可以复位内侧平台骨块，也可以用一把带刺球头顶棒推顶复位此骨块。在骨块向下移位难以复位的情况下，可以用 Hohmann 拉钩插入骨折端，可以将内侧骨块撬拨复位，然后可以用接骨板支撑固定内侧或后内侧骨块。在远端骨折线下方经过接骨板的孔置入非锁定螺钉，使接骨板与骨面贴合，其他螺钉置于接骨板的远端。接骨板的近端可以不放钉或者置入短钉，这样不影响复位外侧平台。暂时不关闭内侧切口，由前外侧（或前侧）入路复位固定外侧平台（如前所述）。如果需要，可以从内侧置入额外的螺钉穿过平台（病例 5-2）。关闭内侧筋膜、皮下组织和皮肤，逐层冲洗。

有些内侧平台骨折可以单独使用外侧锁定接骨板固定。软组织条件不好或身体状况差可能引起切口并发症的时候，这种技术尤为适用。然而，单独使用外侧锁定接骨板处理双髁骨折应当慎重。如果内侧平台存在矢状面骨折线，此时由外向内的螺钉垂直于骨折线并且有多枚螺钉固定内侧骨块，可以单独应用外侧锁定接骨板。然而，如果内侧平台存在后向内的斜骨折线时，一般不适合仅使用外侧接骨板同时固定内、外侧（图 5-19）。由于外侧接骨板固定后内侧骨块的强度很差，骨折完全愈合前往往发生后内侧骨块移位。

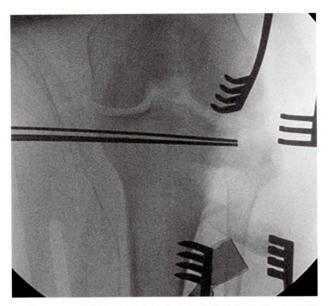

▲ 图 5-14 外侧胫骨平台的中央塌陷骨块复位后，可以用克氏针进行临时固定，将克氏针穿出内侧平台和皮肤，从内侧将克氏针拉至针尾与骨块外缘齐平，以便不妨碍更外侧骨折块的复位和内固定物的放置

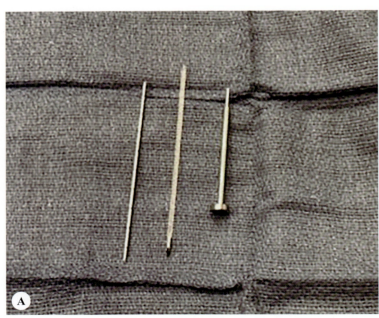

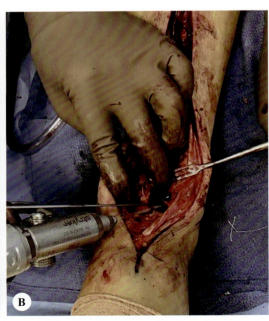

▲ 图 5-15　A. 可以用可吸收针固定中央塌陷骨块；B. 像处理 Pilon 骨折那样，这些可吸收针的使用方法与克氏针类似。用克氏针剪断器于骨折块齐平处剪断可吸收针

平台后侧的骨块通常可以通过后内侧入路显露。利用弹性拉钩向外侧牵开腓肠肌。通过膝关节屈曲和胫骨外旋，可以更容易地经后内侧入路到达后侧平台。使用内固定物包裹后侧平台可以有效地支撑固定后侧骨块，而不需要将患者摆放至俯卧位并进行直接的后侧入路手术（图 5-20）。

后外侧骨块可以通过延伸前外侧入路、后侧入路或后外侧入路（第 1 章）进行处理。后外侧骨块通常是粉碎的或者塌陷的，可按照如前所述的方法将其复位，也可将预塑形的小接骨板沿平台后外侧缘放置以支撑固定后外侧平台骨块（图 5-21）。

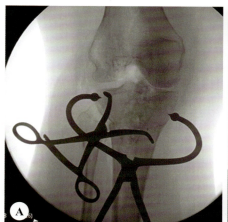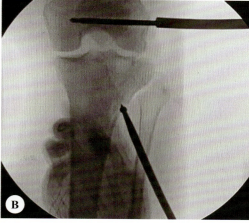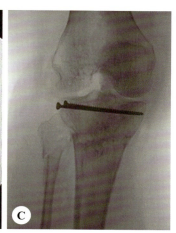

▲ 图 5-16　加压关节面骨折端的方法
A. 复位钳；B. 球形顶棒；C. 拉力螺钉

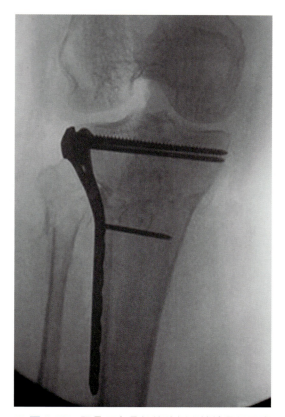

▲ 图 5-17　胫骨平台骨折的外侧支撑接骨板固定

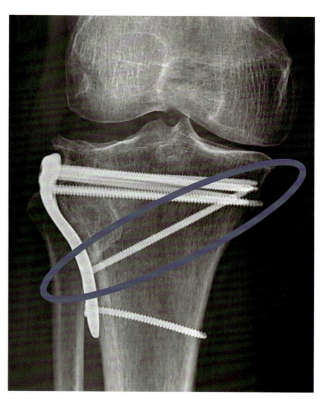

▲ 图 5-18　Schatzker Ⅱ 型平台骨折的外侧支撑接骨板固定，椭圆形内的是 kickstand 螺钉

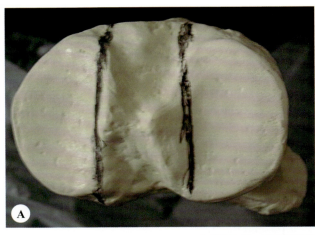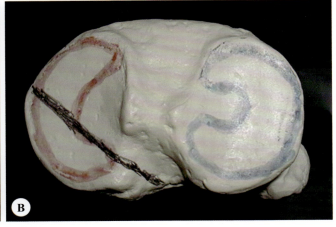

▲ 图 5-19　在骨模型上画出内侧胫骨平台骨折线

A. 内侧胫骨平台的骨折线与矢状面平行时，可以用外侧平台接骨板固定；B. 当内侧平台骨折线更接近冠状面时，需要另用内侧入路来固定（图片由 Jim Widmaier 医学博士提供）

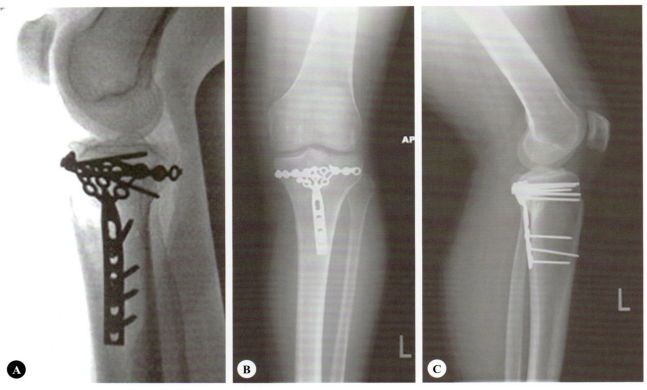

▲ 图 5-20　A. 通过后内侧切开，从前至后环胫骨关节面放置支撑接骨板，固定粉碎的骨折块；B 和 C. 仰卧位下，可以通过屈膝、外旋胫骨来扩大显露，于平台后侧放置接骨板

五、微创经皮接骨板内固定

胫骨平台的微创接骨板技术有多种形式。在关节面无移位或者胫骨近端关节外骨折时没有必要显露关节面，这时小切口插板技术是可取的（特别是切口并发症风险较高的伴有合并伤或者并发软组织损伤的患者）。此外，关节面移位伴干骺端粉碎性骨折可以采用联合技术，即近端开放显露并处理关节面，远端插板并经皮置入螺钉。

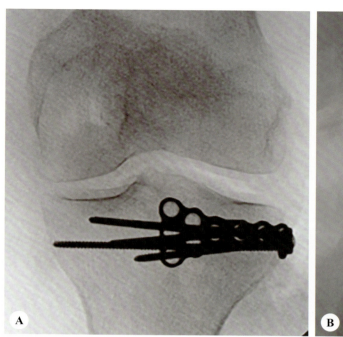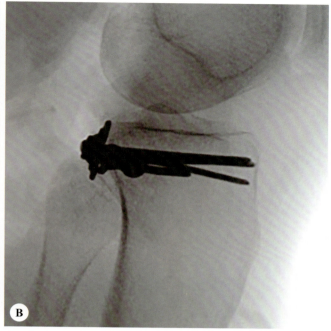

▲ 图 5-21　侧卧位下，通过后外侧入路放置 2.7mm 锁定接骨板支撑固定后外侧平台骨块

病例 5-2

　　患者男性，47 岁，在车道上清洗船时，从约 5 英尺高的地方跳下，左膝受伤。患者因左膝肿痛到急诊科就诊。患者血流动力学稳定，无神经血管损伤，无骨 - 筋膜室综合征，也没有其他合并损伤（图 5-22）。

　　患者于第二天被送入手术室（图 5-23），内翻应力试验显示冠状位不稳。内侧切口置入支撑接骨板，然后外侧微创切口置入外侧接骨板。患者最终骨折顺利愈合，功能良好（图 5-24）。

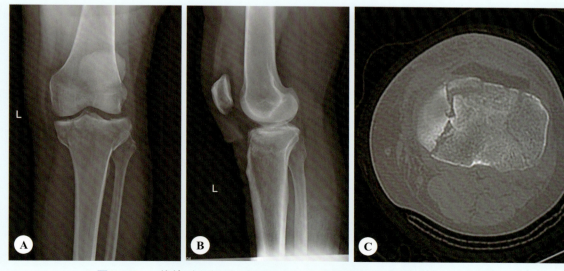

▲ 图 5-22　X 线片（A 和 B）及 CT（C）显示轻度移位的双髁骨折（Schatzker Ⅴ型）

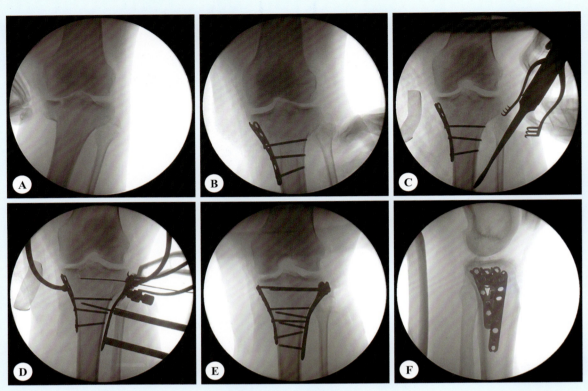

▲ 图 5-23 术中 X 线片

A. 麻醉下内翻应力试验显示明显的冠状面不稳。B. 先通过内侧切口放置内侧支撑接骨板。C. 接骨板近端暂不置入螺钉，以免干扰外侧平台的复位和固定。用 Cobb 骨膜剥离子剥离前外侧肌肉，以微创方式置入接骨板。D. 复位钳置于外侧接骨板近端，骨折顶端使用推位器械。E. 固定后的前后位 X 线透视。F. 侧位 X 线透视

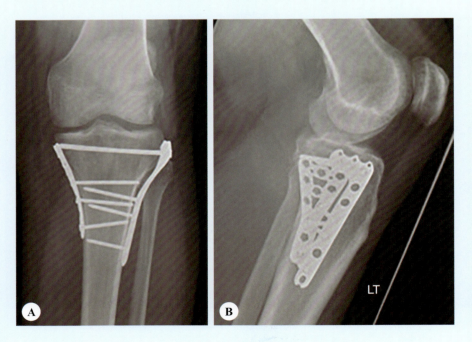

◀ 图 5-24 术后 6 个月的前后位片（A）和侧位片（B）

病例 5-3

　　患者男性，28 岁，乘客，在一次机动车碰撞事故中受伤，因右膝疼痛伴轻度肿胀被救护车送至急诊室，患处无开放性伤口。患者还出现了胸部及左肩部疼痛（X 线片显示没有左肩骨折）。

　　患者血流动力学稳定，GCS 评分为 15 分，血清乳酸脱氢酶升高。胸部 CT 显示肺挫伤。双侧上下肢均无神经血管损伤，无骨 – 筋膜室综合征（图 5–25）。

　　急诊医生先用夹板固定患肢，随后将患者送至手术室进行外固定（图 5–26），这样实施损伤控制技术有助于接下来的复苏治疗，改善患者的肺功能，减轻患肢肿胀。9 天后，患者返回手术室拆除外固定，采用内外侧联合入路，分别放置内侧和外侧胫骨平台接骨板固定骨折端。内侧平台骨折的粉碎程度较重，且存在后内侧骨块（水平位 CT 最为可靠），这种损伤最好同时采用内侧和外侧接骨板固定（图 5–27）。

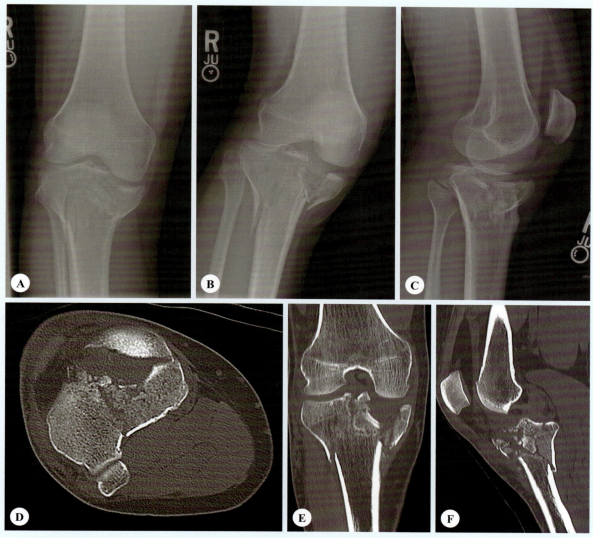

▲ 图 5–25　术前 X 线片（A 至 C）和 CT（D 至 F）显示胫骨平台双髁骨折（Schatzker Ⅵ型）。从 CT 水平位扫描图像中可以清楚地看到后内侧骨块（D）。骨折端短缩、畸形

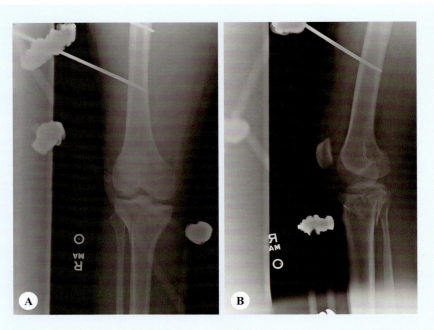

◀ 图 5-26 跨膝放置
外固定架的 X 线片
外固定架可以恢复患肢的长度，并在二期手术前稳定骨折端

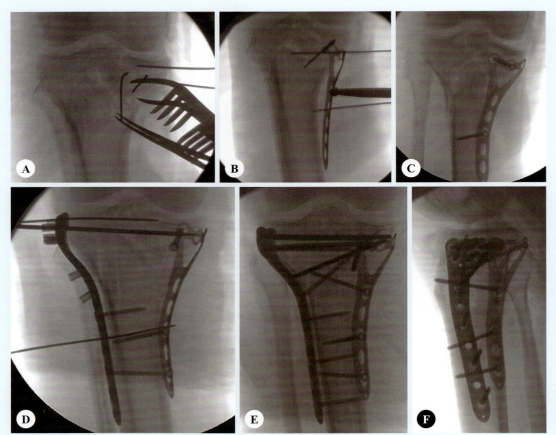

▲ 图 5-27 术中影像

A. 复位内侧平台。B. 用球形顶棒放置低切迹内侧平台接骨板。C. 通过置入非锁定螺钉来实现加压。D. 同样，于骨折端顶点用非锁定螺钉将外侧平台接骨板压向胫骨。注意一点：空置内侧平台接骨板近端螺孔，这样不会影响外侧平台复位。E 和 F. 固定后的前后位片（E）和侧位片（F）

胫骨平台骨折的微创接骨板固定（minimally invasive plate osteosynthesis，MIPO）技术最常用的是外侧锁定接骨板。通常可以直接在外侧平台上做一个倾斜的切口，其大小刚好可以容纳接骨板瞄准臂的近端附件。如果没有使用插入架，切口长度应设计成术者可以行外侧半月板下冠状韧带切开并直视接骨板近端（图 5-28）。通过这个近端切口，术者可以通过前文描述的前外侧入路技术直接观察关节面、复位和临时固定骨折。然后

可以沿胫骨外侧表面在肌肉下插入接骨板。等到透视确认接骨板的高度合适以及侧位片位置居中，可以在接骨板的远近端打入克氏针以维持接骨板的位置。如果接骨板居中放置比较困难，可以经皮打入克氏针作"阻挡针"来调整接骨板到达合适位置（图 5-29）。调整小腿的位置并纵向牵引可以恢复小腿在冠状面和矢状面上的机械轴重新对齐。可以在小腿下垫加枕垫以减少矢状面畸形。如果还需要额外的复位，也可以使用非锁定螺钉

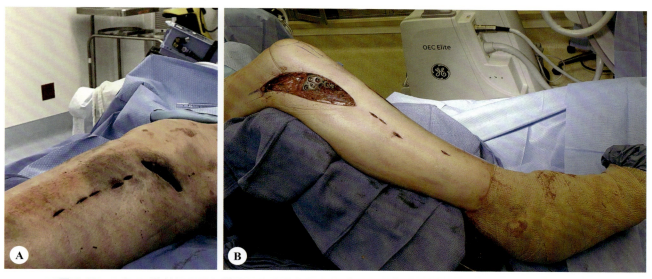

▲ 图 5-28　**A 和 B.** 微创切口置入接骨板治疗胫骨平台骨折；**B.** 半月板下切开冠状韧带可以直视平台关节面

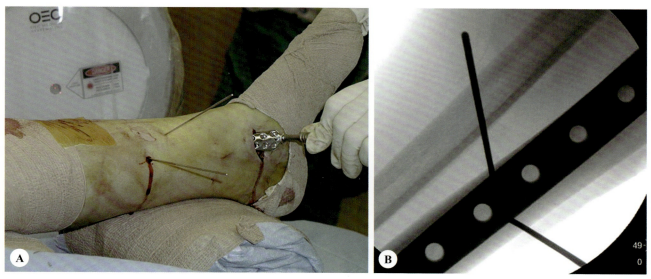

▲ 图 5-29　微创放置接骨板的"阻挡针"技术

术中照片（A）和 X 线透视（B）。这种技术适用于胫骨远端内侧接骨板的放置，同样也适用于胫骨平台接骨板。通过偏前或偏后放置阻挡针，可以在插板过程中引导接骨板居中放置。经皮插入长接骨板时，这种技术尤为适用

或推 / 拉装置将接骨板贴合于骨面（图 5-30）。

根据术中情况，接骨板近端置入锁定或非锁定螺钉。骨干部的接骨板置钉可以用插入装置（如套筒）或在透视下徒手进行。市面上有几种插入导向器，可以连接到胫骨平台锁定接骨板上，并

与接骨板上的螺孔对齐，协助置入螺钉。套管用于置入克氏针、钻头和螺钉（图 5-31）。在长板上放置远端螺钉时应小心，因为长板远端可能靠近腓浅神经。外套管应与内套管一起放置，然后再置入内层钻头套管。钻孔、测深后，取出内层套

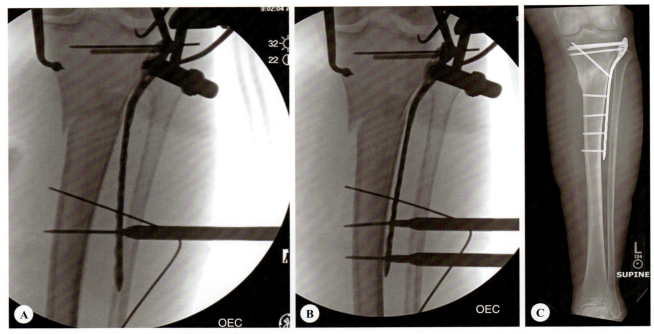

▲ 图 5-30　A. 微创切开插入接骨板并置入 1 枚近端锁定螺钉后，骨折断端存在内翻畸形；B. 通过瞄准器和套筒置入推拉装置，将骨折远端拉向接骨板，纠正冠状面畸形；C. 术后前后位 X 线片

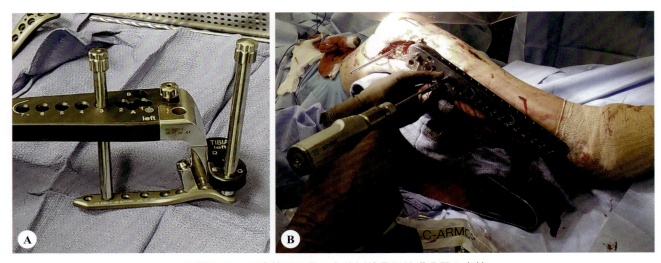

▲ 图 5-31　经皮放置胫骨平台外侧接骨板的瞄准器和套筒

这些瞄准系统有 2 个重要特点：始终瞄准对应的螺孔；与接骨板连接处占用较小空间（便于小切口插板）。当应力施加到长接骨板上时，长接骨板可能发生变形导致瞄准不准。因此，在置钉前先将瞄准器的近、远端连接到长接骨板上是至关重要的。远端可经套筒置入克氏针（钻头或推拉装置），这样提高了近端置钉的准确度。近端置入足够的螺钉后，最远端可置入螺钉

管，螺钉就可以沿外层套管置入接骨板。有些医生更喜欢无导向器徒手置钉。在这种情况下或者没有导向器时，可以借助透视定位切口、钻孔和螺孔位置。根据前后位、侧位片确定切口的位置，切开皮肤，血管钳钝性分离软组织至接骨板处。将钻头插入切口，钻头下感受螺孔的轮廓，用透视辅助确定钻头的位置。钻孔后，用同样的方法置钉，必要时利用透视。

在几乎所有骨科应用的接骨板中，不需要（或者不应该）将所有的螺孔都置入螺钉，在使用MIPO 技术时尤其如此。虽然螺孔空置与填充的确切最佳比例尚不清楚（生物力学和临床研究产生了相互矛盾的结果），但笔者建议在使用 MIPO 技术时，胫骨平台骨干部接骨板的螺钉密度为 1/2～2/3。将四颗螺钉分散放置在远端部分，这确保了使用足够长的接骨板以有足够的工作长度，从而将力量分散到更大的接骨板区域。

六、髓内钉

胫骨近端骨折的髓内钉治疗可单独使用髓内钉（如胫骨近端关节外骨折）或与接骨板、螺钉联合使用。髓内钉治疗胫骨近端干骺端骨折（如 AO/OTA A 型骨折），具有微创和生物力学优势[8]。这种骨折的近端骨块常有过伸和外翻成角畸形。

尽管可以在过屈位下置钉，但半伸膝位时置钉（髌上或半伸膝关节外入路）更容易纠正骨折端的屈曲畸形。在这些入路中，患者取仰卧位，臀下加垫枕，将患肢在可透视的平台上抬高（这样术中健侧肢体不影响侧位透视），膝关节屈曲 15°～20°。髌上入路是在近髌骨处做一个纵向切口，锐性切开股四头肌肌腱及其纤维组织，然后需要特定的器械穿过髌股关节到达胫骨进针点位置。半伸膝位关节外入路需在髌骨外侧做一个切口，切开膝关节的支持带，保持滑膜层完整。在这个平面内向远端操作可以找到进针点（髌腱后方、膝关节脂肪垫前方）。

胫骨近端骨折髓内钉进钉点的选择应当谨慎，太偏内可能会加重外翻畸形。正确的进针点在正位透视中位于胫骨外侧髁间嵴的内侧面，在标准侧位透视中位于关节边缘的前缘[9]。胫骨的旋转可以导致不合理的进针点看起来是正确的，所以一定要注意患肢的位置。在正位透视中，正确的定位可以通过"腓骨平分线"（外侧胫骨平台边缘线与腓骨的交点将腓骨平分成两半）[10] 或"双峰前后位透视"（前后位透视中，胫骨髁间嵴的轮廓最清晰）[11] 来确认（图 5-32）。在侧位透视中，内侧平台应当与外侧平台重叠在一起。某些情况下稍微偏外一点进针可以避免外翻畸形[12]。

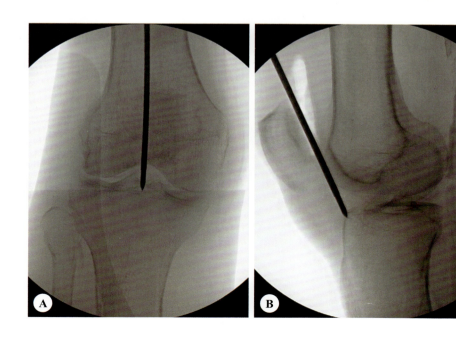

◀ 图 5-32 正确的进针点：在前后位透视（A）中克氏针位于外侧髁间隆突的内侧，在标准侧位透视中克氏针位于关节边缘的前缘（B）

与许多髓内钉手术一样，在治疗胫骨近端骨折时，在置钉之前实现骨折复位是极其重要的（框5-3）。使用"poller"或"阻挡"螺钉是一种非常有用的帮助纠正畸形的微创技术。这种技术最早是由 David Seligson 博士在 1983 年描述的，后来又由其他人描述[13, 14]。这些螺钉减少了髓腔进钉空间，从而迫使髓内钉沿着特定的路线进入，防止其按固有路线而导致畸形。一般来说，阻挡钉首先放置在畸形凹面一侧的较短骨段内（即外翻畸形时放置外侧，屈曲畸形时放置后侧）（图5-33和图5-34）。必要时也可以放置额外的螺钉来增加稳定性或改善复位（将螺钉放在你不希望髓内钉进入的位置）。虽然理想的情况是在扩髓前放置阻挡钉，并在骨折复位的情况下进行扩髓，但也有在放置阻挡螺钉前插入髓内钉导致畸形的情况。在这种情况下，取出髓内钉，放置阻挡螺钉并再次扩髓，然后再插入髓内钉，可以成功地复位骨折。

框 5–3 胫骨近端髓内钉的复位技术
• 阻挡钉
• 点式复位钳
• "操作杆"技术
• 牵引器
• 环形外固定架
• 单皮质接骨板

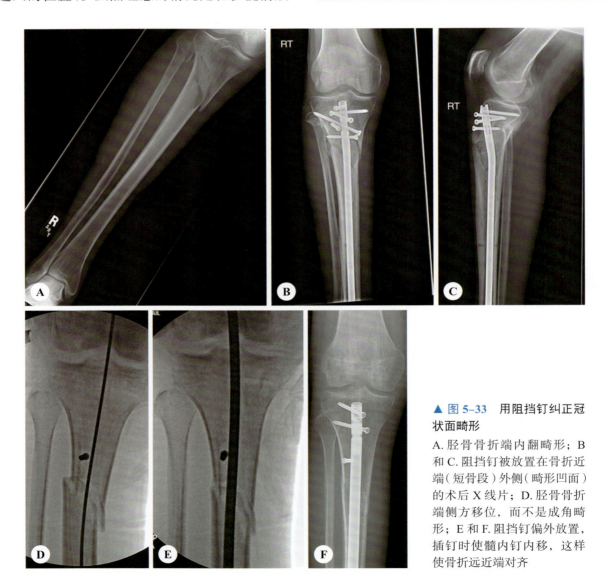

▲ 图 5–33 用阻挡钉纠正冠状面畸形

A. 胫骨骨折端内翻畸形；B 和 C. 阻挡钉被放置在骨折近端（短骨段）外侧（畸形凹面）的术后 X 线片；D. 胫骨骨折端侧方移位，而不是成角畸形；E 和 F. 阻挡钉偏外放置，插钉时使髓内钉内移，这样使骨折远近端对齐

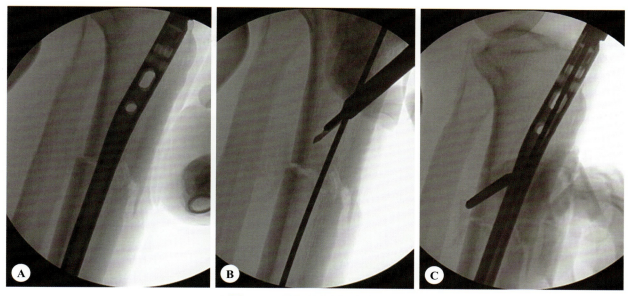

▲ 图 5–34　用阻挡钉纠正矢状面畸形
A. 插钉后骨折近端轻微地向前移位；B. 拔出髓内钉，C 臂透视下确定阻挡钉的位置；C. 置入阻挡钉后再插入髓内钉，骨折端复位

经皮小切口放置复位钳（关节复位钳、Weber 复位钳）可以帮助复位胫骨近端骨折。使用 Schanz 钉作为"操纵杆"来调整骨块也是另一种可以采用的技术。使用牵开器和半环形外固定架配合细克氏针可以帮助维持骨折的复位[15, 16]。在使用螺纹棒恢复长度后，可以用橄榄针或者环形针组调整横向移位。当使用细钢丝和环形外固定架时，重点是在连接环形外固定架之前，将钢丝放置在与胫骨近端和远端关节面平行的位置，从而在施加牵引时纠正成角畸形。骑缝钉作为髓外植入物可以用来帮助复位骨折块。最后，单皮质接骨板置入是另一种有助于胫骨近端骨折复位的策略（图 5–35）。暴露骨折端后，可以放置一个较小的接骨板，在置入髓内钉时保持骨折的复位。虽然接骨板可以放置在胫骨周围的不同位置，但后内侧的置板可能是有利的。因为这个位置很容易进入，可以使接骨板有更多的软组织覆盖，也可以提供生物力学支持。首先可放置骨皮质螺钉以帮助复位，但通常使用单皮质锁定螺钉以避免妨碍最终的髓内钉放置。有时可能需要使用双皮质螺钉，以达到固定接骨板和充当阻挡螺钉的双重目的。

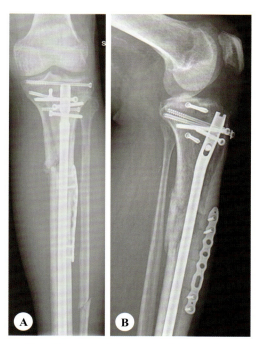

▲ 图 5–35　髓内钉固定胫骨近端骨折的单皮质接骨板辅助复位技术
A. 前后位片；B. 侧位片

累及关节面的胫骨近端骨折（AO/OTA C 型骨折）也可以采用髓内钉治疗，特别是当存在严重的干骺端粉碎或干部骨折时。这些骨折需要额外的植入物来处理骨折的关节面部分。对于无移位

的关节内骨折，通常可以用带或不带垫圈的半螺纹空心螺钉来完成（图 5-36）。在这种情况下，通常可以用微创的方式进行治疗。在使用髓内钉之前，先放置大的空心螺钉，并将其置于髓内钉的路径之外（后方）。在置入空心螺钉之前，经皮夹持胫骨平台可能是需要的。螺钉应从平台劈裂的一侧（内侧或外侧）置入。

上胫腓关节损伤是一种偶尔被忽视的损伤，可与胫骨近端骨折一起出现。如果不能识别这种损伤，会导致长期畸形和疼痛。治疗可包括开放复位和螺钉固定（图 5-37），或采用类似下胫腓损伤的高强度缝合线固定（如：Arthrex Tightrope 或 Internal Brace，Arthrex Inc.，Naples，FL）。

对于更复杂的关节内骨折，包括骨折移位和干骺端或干部粉碎性骨折，有必要采用开放的手术入路。如第 1 章和本章前面所描述的，可以采用直接的前正中入路或关节切开的小切口外侧入路来显露骨折进行复位，并暴露胫骨外侧进行接骨板固定。对关节内骨折如前所述进行复位，并放置外侧接骨板。一般不使用接骨板近端最前面

的螺钉孔，可以避开髓内钉的进钉点。如果置入的螺钉影响到髓内钉的路径，那么在关节复位和放置接骨板后，可以拆除这些螺钉或用单皮质螺钉进行替换（图 5-38）。

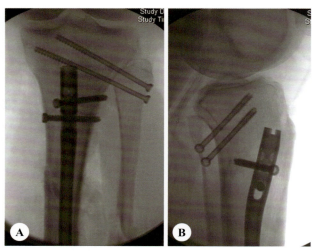

▲ 图 5-37　用 2 枚空心螺钉治疗上胫腓关节脱位
需首先显露并保护腓总神经

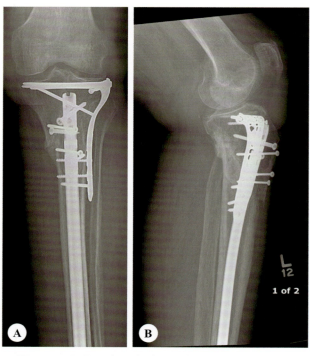

▲ 图 5-38　胫骨平台锁定接骨板联合胫骨髓内钉治疗胫骨平台骨折
先复位平台关节面，然后放置接骨板。与接骨板近排螺钉一样，骨干部也偏后置入 1 枚螺钉。A. 术后前后位片；B. 术后侧位片

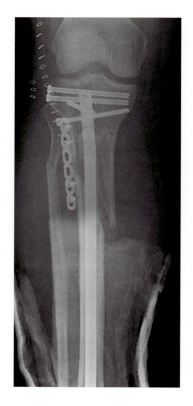

◀ 图 5-36　胫骨髓内钉联合拉力空心螺钉治疗胫骨近端骨折

病例 5-4

　　患者男性，39 岁，在一次摩托车碰撞事故中被急救车送至急诊室。患者的血流动力学状况稳定。左侧胫骨有闭合性损伤，四肢有多处擦伤。头部有闭合性损伤（图 5-39）。

　　急诊室对患者进行了抢救，最初予以患肢夹板固定。第二天患者被送入手术室进行胫骨内固定手术（图 5-40）。考虑关节面及干骺端粉碎程度较重，最好通过直接前路用髓内钉联合接骨板组合固定（图 5-41）。关节面复位后，用同种异体骨植骨。切口外放置负压吸引敷料，以增加切口周围软组织的灌注。

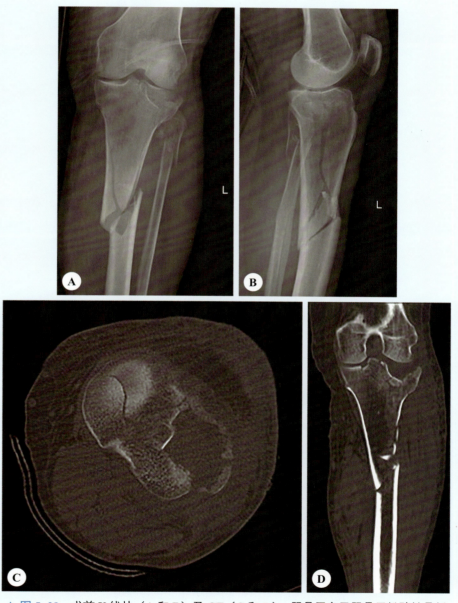

▲ 图 5-39　术前 X 线片（A 和 B）及 CT（C 和 D）：胫骨平台及胫骨干粉碎性骨折

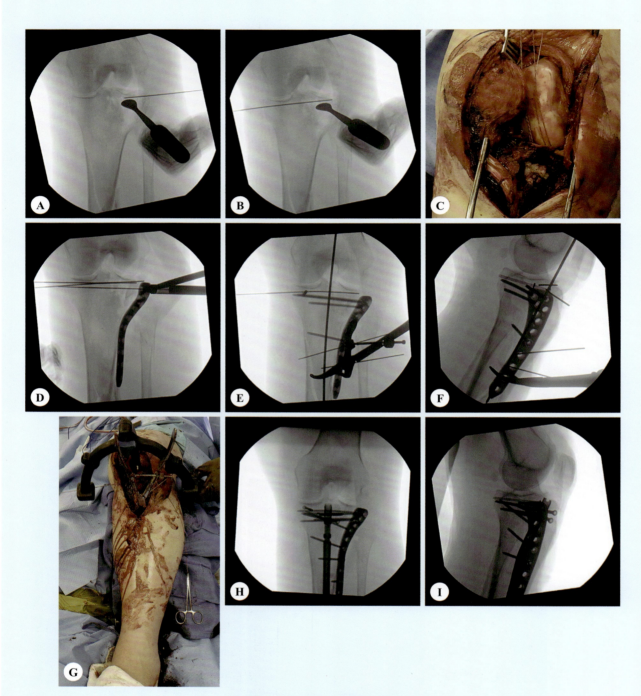

▲ 图 5-40 术中 X 线透视和照片

A. 用 Cobb 骨膜剥离子从软骨下骨下方抬高塌陷关节面，复位外侧平台；B. 用克氏针固定已复位的关节面并穿出内侧平台和皮肤，从内侧将克氏针拉至针尾与骨块外缘齐平，这样的克氏针摆放不妨碍对其他骨块的复位；C. 同种异体骨植骨；D. 预留出髓内钉的位置后，放置外侧平台接骨板；E. 插入扩髓导针后的前位 X 线透视；F. 插入扩髓导针后的侧位 X 线透视；G. 置入髓内钉的术中照片；H 和 I. 置入接骨板和髓内钉后的 X 线透视。切口外放置负压吸引敷料，以增加切口周围软组织的灌注

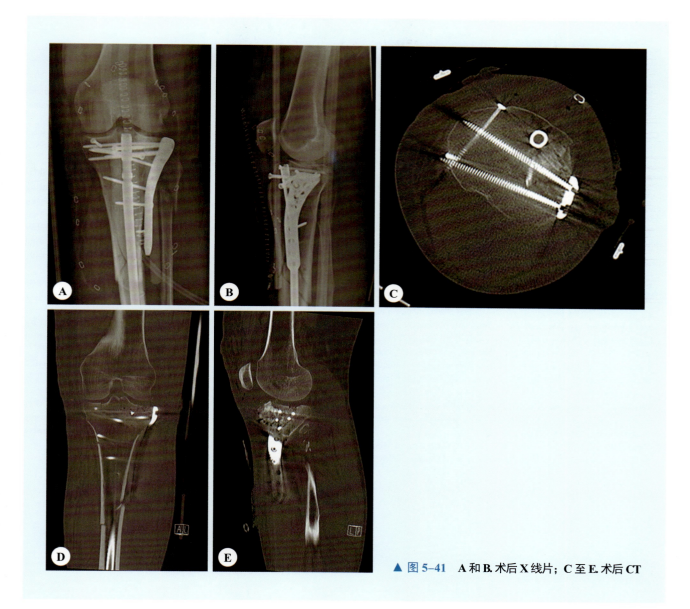

▲ 图 5-41　A 和 B. 术后 X 线片；C 至 E. 术后 CT

七、Riehl 的提示和技巧

- 当骨折复位困难时，首先评估显露并考虑扩大显露。
- 股骨牵开器或外固定架是非常有用的显露辅助工具。
- 将临时固定克氏针穿过对侧平台的骨皮质和皮肤，以免影响其他关节面骨块和患侧骨皮质的复位及放置接骨板。
- 生物可吸收针可以维持胫骨平台中央塌陷骨

块的复位，而不影响周围平台骨块的复位与固定。
- 近端加长的可折弯接骨板可通过后内侧入路有效的固定后侧和前内侧骨块。
- 采用半伸膝位入路有助于减少胫骨近端骨折髓内钉治疗产生的骨折畸形。
- 髓内钉联合接骨板是处理胫骨平台骨折合并干骺端粉碎的有效治疗方法。

参 考 文 献

[1] Johannsen AM, Cook AM, Gardner MJ, Bishop JA. Defining the width of the normal tibial plateau relative to the distal femur: Critical normative data for identifying pathologic widening in tibial plateau fractures. *Clinical Anatomy*. 2018;31(5):688–692.

[2] Thamyongkit S, Fayad LM, Jones LC, Hasenboehler EA, Sirisreetreerux N, Shafiq B. The distal femur is a reliable guide for tibial plateau fracture reduction: A study of measurements on 3D CT scans in 84 healthy knees. *Journal of Orthopaedic Surgery and Research*. 2018;13(1):224.

[3] Pizanis A, Garcia P, Pohlemann T, Burkhardt M. Balloon tibioplasty: a useful tool for reduction of tibial plateau depression fractures. *J Orthop Trauma*. 2012;26(7):e88–e93.

[4] Vendeuvre T, Grunberg M, Germaneau A, et al. Contribution of minimally invasive bone augmentation to primary stabilization of the osteosynthesis of Schatzker type II tibial plateau fractures: Balloon vs bone tamp. *Clin Biomech (Bristol, Avon)*. 2018;59:27–33.

[5] Kun Chan AC, Hin Chan AP, Hung YW, Lo CK, Ho Fan JC. A novel percutaneous screw fixation of postero-lateral tibial plateau fracture using posterior cruciate ligament reconstruction femoral template: Technical note. *J Orthop Trauma Rehabilitation*. 2017;22:22–29.

[6] Yin L, Chen K, Guo L, Cheng L, Wang F, et al. Identifying the functional flexion-extension axis of the knee: an in-vivo kinematics study. PLOS ONE. 10(6):e0128877. https://doi.org/10.1371/journal.pone.0128877.

[7] Welch RD, Zhang H, Bronson DG. Experimental tibial plateau fractures augmented with calcium phosphate cement or autologous bone graft. *J Bone Joint Surg Am*. 2003;85(2):222–231.

[8] Chen HW, Liu GD, Ou S, Jiang XY, Fei J, Wu LJ. Comparison of three fixations for tibial plateau fractures by biomechanical study and radiographic observation. *Int J Surg*. 2015;13:292–296.

[9] McConnell T, Tornetta 3rd P, Tilzey J, Casey D. Tibial portal placement: the radiographic correlate of the anatomic safe zone. *J Orthop Trauma*. 2001;15(3):207–209.

[10] Walker RM, Zdero R, McKee MD, Waddell JP, Schemitsch EH. Ideal tibial intramedullary nail insertion point varies with tibial rotation. *J Orthop Trauma*. 2011;25(12):726–730.

[11] Bible JE, Choxi AA, Dhulipala SC, Evans JM, Mir HR. Tibia-based referencing for standard proximal tibial radiographs during intramedullary nailing. *Am J Orthop (Belle Mead NJ)*. 2013;42(11):E95–E98.

[12] Weninger P, Tschabitscher M, Traxler H, Pfafl V, Hertz H. Intramedullary nailing of proximal tibia fractures—an anatomical study comparing three lateral starting points for nail insertion. *Injury*. 2010;41(2):220–225.

[13] Ricci WM, O'Boyle M, Borrelli J, Bellabarba C, Sanders R. Fractures of the proximal third of the tibial shaft treated with intramedullary nails and blocking screws. *J Orthop Trauma*. 2001;15(4):264–270.

[14] Donald G, Seligson D. Treatment of tibial shaft fractures by percutaneous Küntscher nailing. Technical difficulties and a review of 50 consecutive cases. *Clin Orthop Relat Res*. 1983 Sep;(178):64–73.

[15] Jackson M, Topliss CJ, Atkins RM. Fine wire frame-assisted intramedullary nailing of the tibia. *J Orthop Trauma*. 2003;17(3):222–224.

[16] Belangero WD, Santos Pires RE, Livani B, Rossi FL, de Andrade ALL. Clothesline technique for proximal tibial shaft fracture fixation using conventional intramedullary nail: a simple, useful, and inexpensive technique to prevent fracture malalignment. *Eur J Orthop Surg Traumatol*. 2018 May;28(4):721–725.

第 6 章 相关软组织损伤治疗
Treatment of Associated Soft-Tissue Injuries

John D. (JD) Adams Jr., MD 著

朱厚军 李磊 王厚君 译 魏学磊 校

从历史上看，胫骨平台骨折后骨结构恢复一直是手术治疗的重点，虽然这仍然是治疗流程的主要目标，但膝关节周围软组织结构的治疗已成为第二治疗目标。相关软组织损伤不做治疗会导致膝关节持续疼痛或不稳定。本章重点介绍软组织损伤的特点、认识损伤的整体程度，以及解决特定韧带或半月板损伤的手术技术。

一、非单纯骨性损伤

与其他高度受限的关节（如髋关节）相比，膝关节构成骨骼提供的稳定性非常差。相反，膝盖依靠各种软组织结构来提供该铰链关节的稳定性。韧带、关节囊和半月板提供重要的静态稳定性，这些软组织结构受伤会导致膝关节不稳定和长期结果不佳。因此，仅针对骨组织而不针对软组织的治疗计划可能无法恢复关节稳定性，并可能导致膝关节功能下降。尽管我们在治疗胫骨平台骨折方面尽了最大努力，但患者仍然存在膝关节疼痛、不稳、畸形、伤口并发症和僵硬等症状[1-4]。

过去，软组织问题主要集中在手术治疗过程中皮肤和软组织的处理上。常规使用临时外固定和软组织炎症反应消失后的延迟最终内固定导致较低的伤口并发症发生率[1, 3, 5, 6]。虽然这种处理策略确实有助于软组织管理，但它只能解决部分问题。最近，人们对韧带和半月板损伤关注度增加，并且开展了很多临床研究。

虽然高能量损伤机制更容易并发软组织损伤，但低能量损伤也会影响韧带和半月板。当成角、旋转和轴向载荷作用于膝关节时，静态和动态稳定结构都可能受到损伤。较大的轴向载荷在低能损伤机制中并不常见，但患者肯定会受到旋转或角载荷[1, 6-9]。

二、胫骨平台骨折软组织损伤的发生率

Bennett 和 Browner 于 1994 年开始阐述胫骨平台骨折的相关损伤。通过使用诊断组合工具，描述了 30 名胫骨平台骨折患者的软组织损伤。总体而言，软组织损伤的发生率为 56%。所描述的最常见损伤是半月板和内侧副韧带（medial collateral ligament，MCL）损伤，据报道发生于 20% 的患者中。此外，前交叉韧带（anterior cruciate ligament，ACL）损伤发生率为 10%，外侧副韧带（lateral collateral ligament，LCL）损伤发生率为 3%[5, 10]。特定的软组织损伤也与特定的骨损伤相关。MCL 损伤通常与 Schatzker II 型损伤相关，而半月板损伤在 IV 型损伤中更常见[5, 11]。Colletti 等在几年后强调了这些骨折中软组织损伤的高发生率[12]，29 例急性胫骨平台骨折患者中有 28 例存在某一种软组织损伤，MCL 是最常受伤的韧带（55%），45% 的患者外侧半月板撕裂。很可能由于样本量的原因，他们无法将某些软组织损伤与骨折类型或关节塌陷程度相关联。有趣的是，即使在轻微移位的平台骨折中也有韧带完全断裂和半月板撕裂的报道[13]。

2005 年和 2010 年，两项大型研究强调了胫骨

平台骨折中软组织损伤的发生率。Gardner 等使用磁共振成像（magnetic resonance imaging，MRI）评估了 103 名接受胫骨平台骨折手术修复的患者[14]。Colleti 发现证实 99% 的患者有某种形式的软组织病变，最常见的损伤是外侧半月板撕裂（91%）。除了半月板损伤外，77% 的患者还发现至少一处韧带完全撕裂或撕脱。ACL 是最常见的韧带损伤，其次是 LCL、MCL 和后交叉韧带（posterior cruciate ligament，PCL）。表 6-1 描述了韧带和半月板损伤的具体发生率。除了更大的样本量外，Gardner 等还通过专门修复后外侧角（posterolateral corner，PLC）结构，强调了平台骨折中其他可能受伤的软组织结构。在 103 名患者中，68% 的患者发现腘腓韧带和（或）腘肌撕裂。Stannard 等在 2010 年发表了一篇类似的文章，他们还用 MRI 评估了 103 例胫骨平台骨折患者[2]。在他们的病例研究中，71% 的患者至少一条主要韧带损伤，一半患者不止一条韧带撕裂，除了描述软组织损伤的高发生率外，该报道首次将软组织损伤的高发生率与骨损伤的严重程度相关联。笔者得出结论，与低能量骨折（Schatzker Ⅰ～Ⅲ型）相比，高能量骨折类型（Schatzker Ⅳ～Ⅵ型）软组织病变的发生率更高（表 6-2）。

三、软组织损伤的评估

在胫骨平台骨折的情况下鉴别相关的软组织损伤可能具有挑战性。在急性情况下，通常不可能对合并韧带损伤的膝关节进行传统检查。因此，麻醉下检查和先进的影像学检查在诊断中起着重要作用。

要获得正确的诊断，首先要了解受伤的机制。如前所述，对软组织损伤的怀疑应随着能量机制的增加而增加。例如，机动车事故的轴向负荷可能会导致各种韧带和半月板损伤，而膝关节的低能量外翻负荷可能只会对外侧半月板和 MCL 造成损伤。与大多数骨折一样，诊断成像通常从 X 线片开始，结合使用前后位、侧位和斜位 X 线片通常可以清楚地了解原发骨折线。胫骨平台位 X 线

表 6-1 软组织结构损伤的发生率[14]

软组织	%（绝对数）
ACL	57（59）
PCL	28（29）
MCL	32（33）
LCL	29（30）
内侧半月板	44（45）
外侧半月板	91（94）
PLC	68（70）

ACL. 前交叉韧带；LCL. 外侧副韧带；MCL. 内侧副韧带；PCL. 后交叉韧带；PLC. 后外侧角

表 6-2 不同 Schatzker 分类的韧带损伤发生率[2]

Schatzker 类型	合并韧带损伤率（%）
Ⅰ	46
Ⅱ	45
Ⅳ	69
Ⅴ	85
Ⅵ	79

研究中未发现 Schatzker Ⅲ型骨折

检查是 X 线沿着胫骨平台后倾角方向投射，这有助于评估内侧平台后倾角和外侧平台后倾角之间的差异[1, 6, 15]。对侧 X 线片有助于评估骨力线以及内侧和外侧关节间隙的细微差异[1]。与骨损伤一样，软组织评估从初始 X 线片开始，冠状面或矢状面的关节半脱位提示可能存在韧带损伤，腓骨头骨折或近端胫腓关节脱位可能是外侧结构损伤的标志。

术前应力成像现已基本被先进的成像技术所取代，例如 MRI 或 CT[16]。然而，术中应力成像，特别是在骨折稳定后应力像仍具有重要作用。CT

由于提供了出色的骨细节结构，仍然是最常用的高级成像技术，但它缺乏软组织结构细节[1, 6, 17, 18]。事实上，一项将 CT 与 MRI 在软组织诊断中进行比较的研究发现，CT 对韧带撕裂的灵敏度仅为 80%[19]，因此，MRI 仍然是评估韧带和半月板损伤的金标准，但其在胫骨平台骨折中的作用仍存在争议[1, 2, 20]。由于 MRI 技术的改进，笔者发现 MRI 可以对软组织进行适当的评估，同时不会牺牲骨组织细节。

几项研究试图将骨组织损伤情况与伴随软组织损伤相关联，以期消除对 MRI 的需求。Gardner 等对 62 名 Schatzker II 型骨折患者进行评估，他们发现 >6mm 的关节塌陷和 >5mm 的髁增宽有 83% 的可能与外侧半月板撕裂有关[21]。除了与外侧半月板撕裂相关外，后来的一项研究表明，髁增宽超过 8mm 和 >6mm 的关节塌陷伴随交叉韧带和侧副韧带损伤的发生率很高[22]。与软组织损伤相关的关节塌陷或髁突增宽的确切数值尚未被完全接受，但人们普遍认为，随着塌陷或髁增宽的增加，软组织病变的发生率增加[18, 23, 24]。

除获得正确的诊断外，MRI 似乎还可以改变治疗计划。Holt 等发现通过 MRI 检查，近 20% 患者的治疗计划发生了变化[25]。此外，MRI 已被证明在骨折分类方面具有更高的观察者间一致性。Yacoubian 等比较平片、CT 和 MRI 评估胫骨平台骨折治疗计划和骨折分类的观察者间一致性，结果显示外科医生 MRI 检查 kappa 系数一致性为 85%，CT 检查为 73%，此外，MRI 的治疗计划一致性最高，平均观察者间 kappa 系数为 86%，而 CT 为 77%[20]。

可能由于成本和适用性原因，胫骨平台骨折是否常规使用 MRI 仍存在争议。不幸的是，将可靠的成像参数与预测软组织损伤相联系几乎没有成功。因此，许多评估过不同先进成像模式的作者推荐使用 MRI[19, 20, 23, 25-27]。目前，MRI 是笔者所在机构选择的先进成像技术。虽然对于那些传统上使用 CT 的人来说可能有一个小的初始学习曲线，但从 CT 过渡到 MRI 似乎很容易。

四、治疗方案 / 手术技巧

胫骨平台骨折的外固定和切开复位内固定（open reduction internal fixation，ORIF）手术技术已在前几章中得到很好的讨论和确立。手术治疗平台骨折的基本原则是软组织保护。Egol 等的一项研究强化了这一概念，57 例高能量平台骨折患者接受了初始外固定，随后进行了分期 ORIF，伤口感染率报道为 5%，而之前所公布急性 ORIF 研究中为 13%～88%[28]。一般来说，笔者所在机构存在以下治疗流程，只要软组织包裹适合切开，长度稳定、低能量的单髁平台骨折通常在 5～7 天内进行 ORIF。双髁、长度不稳定的骨折，尤其是那些能量较高的骨折，需要进行初始外固定，然后在 7～21 天内进行最终 ORIF。如前所述，MRI 在这两种情况下都用于术前计划。

目前，很少有文献来指导软组织损伤合并平台骨折的处理，因此，大部分治疗流程都是建立在经验和通过全幅度运动获得稳定膝关节的原则之上的。人们还认为，半月板是防止创伤后关节炎的重要保护器官，因此应尽可能解决半月板损伤问题。

一般来说，平台骨折 ORIF 是通过胫骨和膝关节的前外侧和内侧入路进行的，这两种入路都可用于处理软组织损伤。外侧入路应与半月板下关节切开术相结合进行[1, 6, 29, 30]，这种方法不仅对平台可以直视化观察处理，还允许外科医生评估外侧半月板情况。在大多数外侧半月板撕裂合并平台骨折的病例中，半月板撕裂位于外周并可以修复。如果半月板存在撕裂，则使用不可吸收缝合线进行由外向内的修复（笔者通常使用 2-0 FiberWire）。缝合线穿过关节囊，进入半月板，然后以水平或垂直方向返回穿过半月板和关节囊，然后将缝合线在关节囊外部打结以确保修复。在大多数情况下，需要使用 3～4 根缝合线缝合半月板撕裂。无论是急性还是恢复后期，内侧半月板撕裂通常通过关节镜检查来解决，例如，桶柄样撕裂在骨折 ORIF 时进行修复，但水平撕裂可能会在临床上进行跟踪，并且只有在有症状时才会处理。内侧半月板撕裂在急性期的关节镜修复可能非常具有挑战性，并且急性骨折可能无法将膝关节维持在最佳位置，因此，只有显著移位的内侧半月板撕裂会被紧急处理。

根据术前 MRI，如果怀疑 PLC 损伤，应稍微调整切口以允许显露腓骨头并为解剖腓总神经提供入路。对于膝关节内侧损伤，标准的内侧入路可以方便地进行内侧结构修复或重建。

术前通常可以根据 MRI 的发现来选择修复还是重建侧副韧带。例如，通常会重建中间实体部撕裂，而修复韧带足印区撕脱。此外，ORIF 后的应力像用于确保适当的稳定性。如果存在冠状面不稳定，修复或重建侧副韧带对于膝关节获得适当的稳定性很重要。如果在后期发现膝关节不稳定，通常需要重建而不是修复。

由于交叉韧带重建需要穿过平台骨折固定区域的关节窝，因此其损伤可能非常具有挑战性。对于大的胫骨撕脱骨块，通常在 ORIF 时采用螺钉固定或缝合修复来解决。PCL 撕脱伤通常可以通过后内侧入路观察到，并且可以通过固定后内侧骨折碎片来稳定。交叉韧带中间实体部撕裂通常采用分期方法进行治疗。例如，胫骨平台接受 ORIF，而交叉韧带损伤暂不做处理，一旦骨折完全愈合，就可以通过 ACL 和（或）PCL 的体格检查来评估不稳定性，如果检查证实不稳定性，则进行部分植入物的移除以允许重建韧带。令人惊讶的是，很少需要这样做，有趣的结果是这些患者后期似乎没有抱怨不稳定症状，可能原因是骨折愈合反应有利于交叉韧带愈合，类似于 ACL 重建环境下增加半月板损伤的愈合率[31]。

五、侧副结构损伤的手术治疗

如前所述，大多数交叉韧带损伤最初都是非手术治疗，交叉韧带重建的详细技术不在本章讨论范围之内。然而，侧副结构损伤通常在 ORIF 时一起治疗，因此如果手术指征明确，外科医生需

要谨慎地对侧副结构进行修复或重建。

对解剖学的透彻理解对于修复或重建的成功至关重要。MCL 起源于股骨的等距点，找到这个等距点的最可靠方法是使用侧位 X 线片。等距点位于股骨后侧骨皮质向下延伸线和 Blumensaat 线的交叉点（图 6-1），距离内侧髁近端约 3mm，后侧约 5mm。如果修复股骨 MCL 撕脱，韧带应修复至固定于该解剖点。如果进行重建，则使用胫骨前肌同种异体移植物，长度至少应为 150mm。重建韧带的股骨端从等距点开始，在起始点和插入点固定移植物有多种选择。MCL 的止点位于胫骨的后内侧，就在半腱肌的远端，它距关节线平均约 6cm[32]。重建韧带应预先穿过鹅足肌腱下方固定于胫骨插入部位，移植韧带通常在膝关节屈曲 30° 时拉紧，并保持轻微的内翻应力。在更严重的损伤中，可能需要重建整个后内侧角（posteromedial corner，PMC），在这种情况下重建

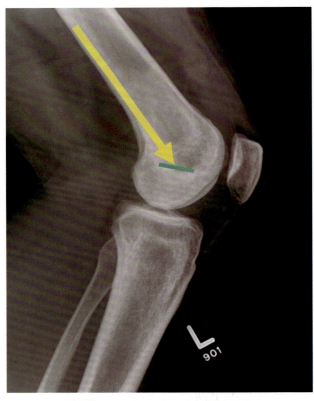

▲ 图 6-1　侧位 X 线片股骨等距点

通过沿股骨后侧骨皮质向下延伸线与 Blumensaat 线的交叉点来识别

主要韧带是 MCL 和后斜韧带（posterior oblique ligament，POL）。重建的一种选择是在股骨等距点采用双止点移植物固定于解剖点，然后以与前文所述类似的方式重建 MCL，并将 POL 的移植物穿过半膜肌腱后方，然后固定在胫骨后内侧（图 6-2）。因为关节囊拉伸损伤，多余的关节囊通常会出现，在移植物固定后，可以进行后内侧关节囊移位 / 重叠缝合。

　　PLC 比膝关节的内侧结构稍微复杂一些。LCL 在外侧股骨髁上起源于与 MCL 相同的等距点，并且可以如前所述使用侧位 X 线片确定，该点位于外侧髁后方约 3mm、近端 1～2mm 处。腘肌从 LCL 下方穿过，止于 LCL 止点前侧以远约 18mm 处 [33]。重建 PLC 有多种选择，但笔者首选方法为基于 Grimm 等所描述的技术 [34]。该病例

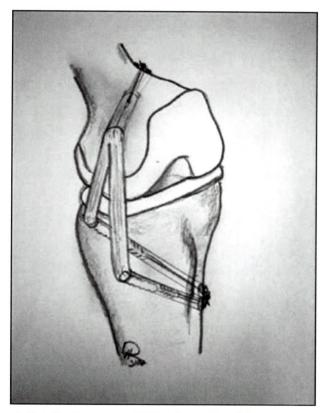

▲ 图 6-2　双止点半腱肌移植重建内侧副韧带和后斜韧带示意图

引自 Weimann A, Schatka I, Herbort M, et al. Reconstruction of the posterior oblique ligament and the posterior cruciate ligament in knees with posteromedial instability. *Arthroscopy*. 2012;(9):1283-1289.

重建采用单肌腱同种异体移植物用于重建 LCL 和腘肌。在大多数情况下，使用长度至少为 25cm 的胫骨前肌或后肌移植物。虽然可以使用传统的肌腱固定螺钉，但笔者更喜欢使用双悬吊结构，它采用 Arthrex GraftLink 技术和 TightRope 纽扣固定（Arthrex，那不勒斯，佛罗里达州）。钻取两个骨槽，一个在股骨等长点，另一个在该点偏前以远 18mm 的腘肌止点处，每个套筒的钻孔深度为 40～50mm，以便为拉紧肌腱提供充足空间。然后在腓骨头从前外侧到后内侧钻一个与移植物大小相等的骨隧道，首先将同种异体移植物带入股骨腘肌骨隧道，方法是通过翻转股骨内侧骨皮质上的 TightRope 纽扣并使用可调节环将移植物拉入隧道，移植物大约进入骨槽 15mm 后，将移植物从髂胫束（iliotibial，IT）下方通道穿出，方向指向腓骨头的后内侧，将移植物从腓骨头后内侧引到前外侧，然后在 IT 束下方从新穿回（移植物腘肌止点上方）向上进入等长点骨槽，在股骨内侧骨皮质上翻转另一个按纽扣，并使用可调节环将移植物带入骨槽。在膝关节屈曲 30° 并轻微外翻下使用 2 个可调节环将移植物拉紧（图 6-3），最后也可以进行后外侧囊移位修复。

　　如前所述，当存在内部撕裂时，重建是首选。如果韧带损伤更好地表现为撕脱，则可以选择修复。与重建一样，修复的起点和插入点是相同的。笔者首选修复方法是使用 5 号 FiberWire（Arthrex，那不勒斯，佛罗里达州）缝合线采用 Krackow 锁边缝合韧带，然后使用 SwiveLock 锚钉（Arthrex，那不勒斯，佛罗里达州）将韧带修复于骨止点。

六、临床结果

　　尽管胫骨平台骨折的软组织损伤发生率很高，但与临床结果几乎没有相关性。事实上，2018 年最近的一项研究试图将 MRI 发现与患者报告结果相关联，但无法证明软组织损伤会影响临床结果。然而，对该研究的批评是它没有专门针对 PLC 损伤治疗，并且交叉韧带损伤率低于之前报

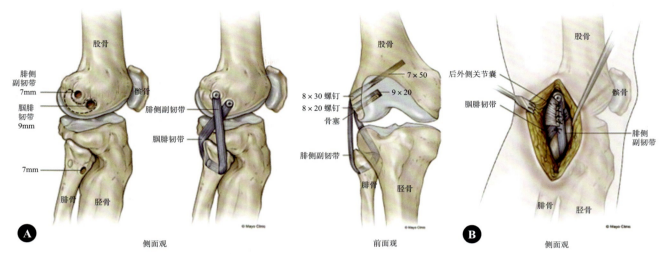

▲ 图 6-3　单肌腱同种异体移植物后外侧角重建技术图，显示股骨和经腓骨隧道位置和最终结构，该病例对股骨隧道使用界面螺钉固定（A），对后外侧关节囊进行移位和重叠缝合修复（B）

引自 Kuzma S, Chow R, Engasser, W et al. Reconstruction of the posterolateral corner of the knee with achilles tendon allograft. *Arthrosc. Tech*. 2014;(3)3:e393-e398.

道的 [2, 5, 35, 36]，这可能是由于研究中包含大量低能量骨折（67% 是 Schatzker Ⅰ 型或 Ⅱ 型）。此外，这项回顾性研究仅对 82 名患者进行了评估，这个样本量不足以确定与某些伤害和结果的因果关系。尽管无法将软组织损伤与结果相关联，但可以从该研究中得出有价值的观点，虽然没有对照组，但在 ORIF 时修复外侧半月板撕裂的患者应该会有良好的效果。此外，如果在 ORIF 后存在膝关节不稳定，则应解决关节侧副结构问题以获得良好的结果。因此，该论文结果确实表明，如果要获得良好的临床结果，就不能忽视软组织损伤与处理。

目前，我们知道在平台骨折合并半月板和韧带损伤的发生率很高，但我们不知道是否以及何时应该通过手术治疗这些损伤。由于损伤范围广泛，随机对照试验可能不可行。因此，有必要进行进一步的前瞻性研究来评估损伤、结果和治疗流程。

病例 6-1

患者女性，31 岁，在一次全地形车事故中右膝受伤。初始损伤 X 线片（图 6-4A 和 B）显示胫骨平台双髁骨折。不幸的是，患者出现骨 - 筋膜室综合征并接受了筋膜切开术和跨关节外固定术。外固定后的 MRI 扫描特别显示外侧半月板后根损伤（图 6-4C）。此外，MCL 从胫骨上撕脱，这在 MRI 上不容易看出。她后来接受了骨折 ORIF，稳定内侧平台后，在使用股骨牵张器的情况下直接观察后外侧胫骨平台升高（图 6-4D）。外侧半月板后根从碎片上撕脱下来，必须进行修复。方法是通过在骨折碎片上钻一个孔并将 FiberWire 缝合线穿过后平台的缝合孔进入半月板后根来完成。外侧胫骨平台的其余部分复位后使用外侧接骨板固定。为了支撑后侧平台，在骨折块下方注射了磷酸钙骨水泥（图 6-4E 和 F）。最终固定后，将外侧半月板根部的缝合线系在一个纽扣上以固定根部修复（图 6-4G，箭突出显示纽扣）。MCL 使用缝合锚钉修复于胫骨。在 6 个月随访中，患者可以无痛行走并且膝关节可以全范围活动。最终 X 线片如图 6-4H 和 I 所示。

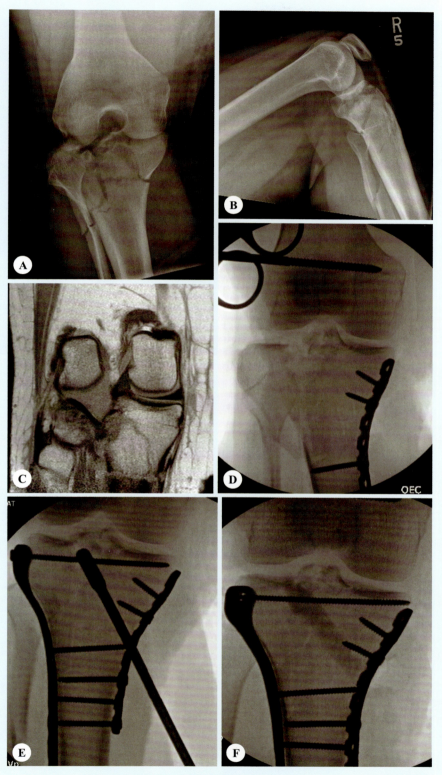

▲ 图 6-4　A 和 B. 显示胫骨平台双髁骨折的损伤 X 线片；C. 磁共振成像显示外侧半月板损伤，后根尤重；D. 使用置于外侧的股骨撑开器和半月板下关节切开显露复位外侧平台；E 和 F. 使用顶棒抬升外侧平台，然后使用磷酸钙进行支撑

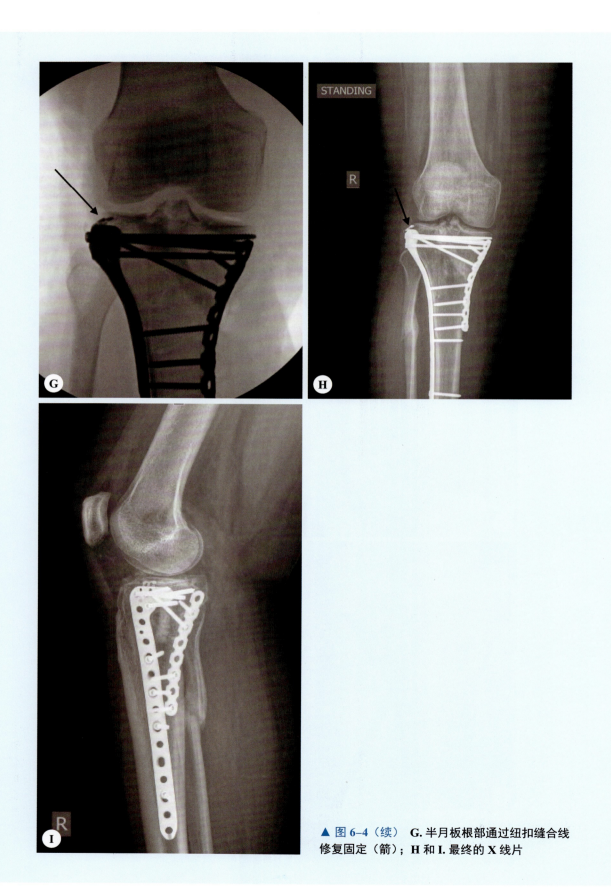

▲ 图 6-4（续） G. 半月板根部通过纽扣缝合线修复固定（箭）；H 和 I. 最终的 X 线片

病例 6-2

患者男性，38 岁，在工作时从树上掉下来，左膝受伤。初始 X 线片显示 Schatzker Ⅱ 型胫骨平台骨折（图 6-5A）。左膝 MRI 扫描显示粉碎性外侧平台骨折，多个关节碎片塌陷。此外，发现外侧半月板外周撕裂，MCL 似乎从股骨止点处断裂（图 6-5B）。术前计划包括使用半月板下关节切开术修复外侧半月板和外侧平台骨折 ORIF。平台固定后，检查 MCL 以确定是否需要修复。

胫骨平台粉碎严重，塌陷骨折碎片几乎没有软骨下骨。使用 1.6mm 螺纹克氏针将这些骨折块固定在外侧胫骨平台上。更复杂的情况是外侧半月板前根附着在其中一个碎片上，该碎片也用螺纹针固定。稳定游离骨折块后，对外侧胫骨平台进行复位和固定（图 6-5C）。不幸的是，关节复位不能解剖，但髁的宽度得以恢复。骨折固定后，施加外翻应力以评估 MCL，检查显示内侧间隙明显变大（图 6-5D）。在股骨髁部位做内侧切口，并使用缝合锚钉修复 MCL。修复后的应力检查显示对外翻应力具有良好的稳定性（图 6-5E）。

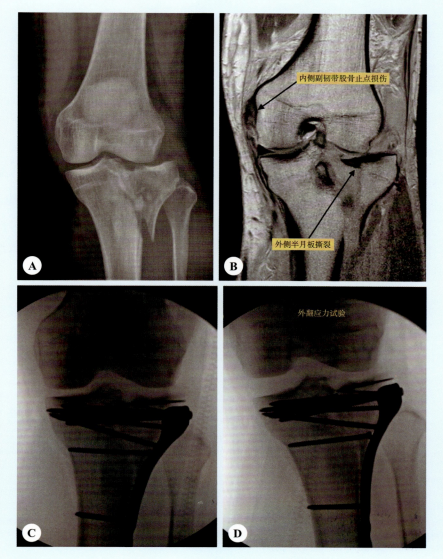

▶ 图 6-5 A. 显示 Schatzker Ⅱ 型胫骨平台骨折的 X 线片；B. 磁共振成像显示内侧副韧带股骨止点损伤和外侧半月板外周撕裂；C. 外侧胫骨平台粉碎性骨折切开复位内固定；D. 骨折切开复位内固定后行外翻应力检查以评估冠状面的稳定性

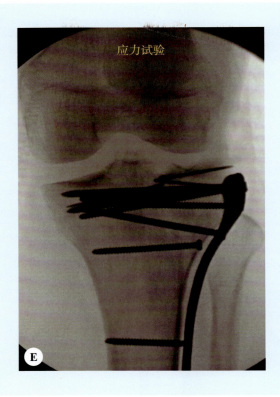

应力试验

◀ **图 6-5（续） E.** 内侧副韧带修复后的应力检查

E

七、Adams 的提示和技巧

- 考虑常规使用 MRI 进行术前成像。
- 常规使用半月板下关节切开术以便由外向内修复外侧半月板撕裂。
- 修复副韧带撕脱骨折并重建体部韧带撕裂。
- 十字韧带损伤的分期治疗并期望大多数不需要重建手术。
- 平台骨折固定后始终评估冠状面稳定性，如果存在不稳定，则根据需要进行修复或重建。
- 骨性稳定是提供关节稳定性和维持下肢力线的最重要的部分，不要为了修复或重建软组织而牺牲骨折复位或固定。

参考文献

[1] Browner B, Jupiter J, Christian K, Anderson P. *Skeletal Trauma: Basic Science, Management, and Reconstruction.* 6th ed. Philadelphia, PA: Elsevier Inc.; 2019.

[2] Stannard JP, Lopez R, Volgas D. Soft tissue injury of the knee after tibial plateau fractures. *J Knee Surg.* 2010;23(4):187–192.

[3] Tejwani NC, Achan P. Staged management of high-energy proximal tibia fractures. *Bull Hosp Jt Dis.* 2004;62(1–2): 62–66.

[4] Watson JT. High-energy fractures of the tibial plateau. *Orthop Clin North Am.* 1994;25(4):723–752.

[5] Bennett WF, Browner B. Tibial plateau fractures: a study of associated soft tissue injuries. *J Orthop Trauma.* 1994;8(3):183–188.

[6] Wiesel SW, Parvizi J, Rothman RH, et al. *Operative Techniques in Orthopaedic Surgery.* 2nd ed. Lippincott Williams & Wilkins, Philadelphia, PA; 2016.

[7] Prat-Fabregat S, Camacho-Carrasco P. Treatment strategy for tibial plateau fractures: an update. *EFORT Open Rev.* 2016;1(5):225–232.

[8] Giordano CP, Koval KJ, Zuckerman JD, Desai P. Fracture blisters. *Clin Orthop Relat Res.* 1994;307:214–221.

[9] Berkson EM, Virkus WW. High-energy tibial plateau fractures. *J Am Acad Orthop Surg.* 2006;14(1):20–31.

[10] Ibrahim DA, Swenson A, Sassoon A, Fernando ND. Classifications in brief: the Tscherne classification of soft tissue injury. *Clin Orthop Relat Res.* 2017;475(2): 560–564.

[11] Schatzker J, McBroom R. The tibial plateau fracture. The Toronto experience 1968–1975. *Clin Orthop Relat Res.* 1979;138:94–104.

[12] Colletti P, Greenberg H, Terk MR. MR findings in patients with acute tibial plateau fractures. *Comput Med Imaging Graph.* 1996;20(5):389–394.

[13] Shepherd L, Abdollahi K, Lee J, Vangsness CT. The prevalence of soft tissue injuries in nonoperative tibial plateau fractures as determined by

magnetic resonance imaging. *J Orthop Trauma*. 2002;16(9):628–631.

[14] Gardner MJ, Yacoubian S, Geller D, et al. The incidence of soft tissue injury in operative tibial plateau fractures. A magnetic resonance imaging analysis of 103 patients. *J Orthop Trauma*. 2005;19(2):79–84.

[15] Moore TM, Harvey JP. Roentgenographic measurement of tibial plateau depression due to fracture. *J Bone Joint Surg*. 1974;56(1):155–160.

[16] Delamarter RB, Hohl M, Hopp E. Ligament injuries associated with tibial plateau fractures. *Clin Orthop Relat Res*. 1990;250:226–233.

[17] Markhardt BK, Gross JM, Monu JUV. Schatzker classification of tibial plateau fractures: Use of CT and MR imaging improves assessment. *Radiographics*. 2009;29(2):585–597.

[18] Tang HC, Chen IJ, Yeh YC, et al. Correlation of parameters on preoperative CT images with intra-articular soft-tissue injuries in acute tibial plateau fractures: a review of 132 patients receiving ARIF. *Injury*. 2017;48(3):745–750.

[19] Mui LW, Engelsohn E, Umans H. Comparison of CT and MRI in patients with tibial plateau fracture: Can CT findings predict ligament tear or meniscal injury? *Skeletal Radiol*. 2007;36(2):145–151.

[20] Yacoubian SV, Nevins RT, Sallis JG, Potter HG, Lorich DG. Impact of MRI on treatment plan and fracture classification of tibial plateau fractures. *J Orthop Trauma*. 2002;16(9):632–637.

[21] Gardner MJ, Yacoubian S, Geller D, et al. Prediction of soft-tissue injuries in Schatzker II tibial plateau fractures based on measurements of plain radiographs. *J Trauma*. 2006;60(2):319–324.

[22] Wang J, Wei J, Wang M. The distinct prediction standards for radiological assessments associated with soft tissue injuries in the acute tibial plateau fracture. *Eur J Orthop Surg Traumatol*. 2015;25(5):913–920.

[23] Spiro AS, Regier M, de Oliveira AN, et al. The degree of articular depression as a predictor of soft-tissue injuries in tibial plateau fracture. *Knee Surgery, Sport Traumatol Arthrosc*. 2013;21(3):564–570.

[24] Chang H, Zheng Z, Shao D, Yu Y, Hou Z, Zhang Y. Incidence and radiological predictors of concomitant meniscal and cruciate ligament injuries in operative tibial plateau fractures: a prospective diagnostic study. *Sci Rep*. 2018;8(1):1–9.

[25] Holt MD, Williams LA, Dent CM. MRI in the management of tibial plateau fractures. *Injury*. 1995;26(9):595–599.

[26] Lee SY, Jee WH, Jung JY, Koh IJ, In Y, Kim JM. Lateral meniscocapsular separation in patients with tibial plateau fractures: detection with magnetic resonance imaging. *J Comput Assist Tomogr*. 2015;39(2):257–262.

[27] Kolb JP, Regier M, Vettorazzi E, et al. Prediction of meniscal and ligamentous injuries in lateral tibial plateau fractures based on measurements of lateral plateau widening on multidetector computed tomography scans. *Biomed Res Int*. 2018;2018.

[28] Egol KA, Tejwani NC, Capla EL, Wolinsky PL, Koval KJ. Staged management of high-energy proximal tibia fractures (OTA types 41): the results of a prospective, standardized protocol. *J Orthop Trauma*. 2005;19(7):448–455. discussion 456.

[29] Stahl D, Serrano-Riera R, Collin K, Griffing R, Defenbaugh B, Sagi HC. Operatively treated meniscal tears associated with tibial plateau fractures: a report on 661 patients. *J Orthop Trauma*. 2015;29(7):322–324.

[30] Tekin AÇ, Çakar M, Esenyel CZ, et al. An evaluation of meniscus tears in lateral tibial plateau fractures and repair results. *J Back Musculoskelet Rehabil*. 2016;29(4):845–851.

[31] Westermann RW, Wright RW, Huston LJ, MOON Group, Wolf BR. Meniscal repair with concurrent anterior cruciate ligament reconstruction: operative success and patient outcomes at 6–year follow-up. *Am J Sports Med*. 2014;42(9):2184–2192.

[32] Laprade RF, Wijdicks CA. Surgical technique: development of an anatomic medial knee reconstruction. *Clin Orthop Relat Res*. 2012;470(3):806–814.

[33] LaPrade RF, Ly TV, Wentorf FA, Engebretsen L. The posterolateral attachments of the knee: a qualitative and quantitative morphologic analysis of the fibular collateral ligament, popliteus tendon, popliteofibular ligament, and lateral gastrocnemius tendon. *Am J Sports Med*. 2003;31:854–860.

[34] Grimm NL, Levy BJ, Jimenez AE, Bell R, Arciero RA. Open anatomic reconstruction of the posterolateral corner: the Arciero technique. *Arthrosc Tech*. 2020;9(9):e1409–e1414.

[35] Warner SJ, Garner MR, Schottel PC, et al. The effect of soft tissue injuries on clinical outcomes after tibial plateau fracture fixation. *J Orthop Trauma*. 2018;32(3):141–147.

[36] Stannard JP, Stannard JT, Cook JL. Repair or reconstruction in acute posterolateral instability of the knee: decision making and surgical technique introduction. *J Knee Surg*. 2015;28(6):450–454.

第 7 章　术后护理和康复
Postoperative Care/Rehabilitation

Brendan Shi, MD　Christopher Lee, MD　著

李雪春　王锦程　刘淑胜　译　张代松　校

胫骨平台骨折的术后护理和康复仍然属于手术管理的范畴，几乎没有标准化。虽然大量的研究集中在胫骨平台骨折的诊断、分类、手术技术和手术结果，但评估适当的术后护理的研究却很少。因此，世界各地的创伤骨科医生采用了多种不同的术后管理措施。理想的术后治疗方案应尽量降低骨折复位丢失的风险，同时也尽量减少伤口并发症、活动范围丧失、患者健康恶化和这些损伤的长期后遗症的风险。有时术后康复面临着诸多矛盾，如延长固定时间可最大限度地减少骨折移位，但同时因此增加了术后僵硬、软骨萎缩以及随之而来的创伤性关节炎的可能性。本章的目的是讨论这些因素，并指导创伤骨科医师选择适当的、基于循证医学的术后管理方案。

一、伤口护理

胫骨平台骨折是高能量损伤，常伴有软组织损伤问题。高能量胫骨平台骨折常表现为明显肿胀。据报道，双侧胫骨平台骨折后骨 – 筋膜室综合征的发生率高达 28%。此外，在最近的 Meta 分析中，经手术治疗的胫骨平台骨折，其手术部位感染率为 9.9%，甚至高达 13.8%[1, 2]。在术后伤口换药和进行其他护理时，必须牢记这一点。

广泛的开放性软组织剥离和（或）污染的伤口，考虑到感染的高风险，可能需要二次手术。在这些情况下，覆盖创面的选择包括负压伤口疗法（negative pressure wound therapy，NPWT），其次是择期创面闭合、植皮和皮瓣覆盖，并且最好

在 7 天内闭合创面，以减少并发症[3]。关于闭合创面的具体措施不在本章的讨论范围之内。适合一期闭合的伤口必须没有污染，存在健康有活力的软组织瓣，而且可以无张力闭合。对于有健康软组织覆盖的清洁伤口，如果在手术后由于张力过大而无法进行早期缝合，可以通过逐渐收紧皮下组织缝合线和血管环鞋带法（vessel loop shoe-lace method）来延迟闭合创面[4-6]。

如果能一期闭合，伤口应分层闭合。对于张力较高的伤口，首选垂直褥式和水平褥式缝合，因为这些缝合方式将张力分布在更大的表面区域。Sagi 等在 2008 年的一项研究中使用猪模型来研究不同缝合方式对皮肤血流的影响，发现 Allgower-Donati 缝合方式在不同的缝合张力下对皮肤血流影响最小[7]。最近，Shorten 及其同事在 2020 年的一项研究中使用激光血管造影来测量踝关节骨折手术后患者的切口皮肤灌注。他们发现，垂直褥式缝合与 Allgower-Donati 缝合对皮肤灌注的影响相似，而且两者都比水平褥式或单纯缝合具有更好的灌注[8]。最后，梅奥诊所的一项类似研究发现，垂直褥式缝合比皮钉对于伤口的血流灌注更好[9]。然而，一些试验、系统综述和 Meta 分析研究显示，在外科伤口缝合中使用缝合线或皮钉在临床结果上没有差异。两项研究中采用的表皮下缝合方式均可以获得最丰富的伤口灌注，但不适用于胫骨平台骨折中的高张力性伤口。根据笔者的经验，尼龙缝合线垂直褥式缝合为胫骨平台骨折固定术后的绝大多数手术伤口提供了安全、

牢固的缝合。

在缝合后，理想的敷料提供一个屏障，隔绝潜在的污染源，以防止感染，同时有利于伤口愈合。先前的研究表明，与单纯的干燥敷料相比，潮湿的环境可以通过防止组织脱水、促进坏死组织和纤维蛋白的分解、刺激快速上皮化来促进伤口愈合[10, 11]。标准的三层油纱敷料［例如：Xeroform（Covidien，都柏林，爱尔兰）］，标准纱布，防水外敷料［如 Tegaderm（3M，圣保罗，MN，美国）］提供了一个理想的愈合环境，同时也吸走了渗出液，并在外部提供了一个防水屏障。虽然关节成形术的研究文献表明，银浸密封性敷料对于引流较多的伤口非常有效，可能会降低关节假体周围急性感染率，但胫骨平台伤口渗液少得多[12]。具有如此高吸收性能的敷料对于干性伤口来说不是好的选择。

最初的报道表明，切口负压伤口疗法对严重下肢创伤的治疗在降低手术部位感染风险方面具有良好的作用[13, 14]。最近的一项 Meta 分析报道称，使用负压伤口疗法减少了感染的发生并缩短住院时间[14]。然而，最近一项对 1548 名接受一期闭合伤口治疗的成人下肢骨折人患者的随机对照试验中，标准伤口敷料和切口真空治疗在手术深部感染率方面没有差异[15]。

二、支具

术后支具使用方案对患者术后功能的恢复起着重要作用。在考虑胫骨平台支具方案时，目标是最大限度地恢复术后活动范围，防止任何膝关节伸直功能丧失。为了进行优化，推荐使用锁定和非锁定支具组合。

术后将铰链式膝支具锁定在伸直位似乎是合理的。胫骨平台骨折手术后，预期的炎症和关节肿胀会导致膝关节处于最大膝关节体积的位置。屈曲 15°～60° 的位置可以最大限度地增加关节间隙，并将关节内压力降到最低[16]。因此，需要在伸直状态下锁定膝关节支具，以防止患者膝关节处于屈曲位。屈膝体位下，围术期炎症细胞因子

水平的升高可导致关节纤维化和随之而来的膝关节屈曲僵硬。即使 5° 的膝关节伸直功能丧失，也会导致跛行，并显著增加能量消耗。胫骨平台骨折后的屈曲挛缩通常是不可逆的：小鼠研究表明，即使在屈曲状态下保持 1 周，后囊的长度也会永久缩短，并且即使功能锻炼，后囊的长度仍不可逆[17]。

膝关节伸直位固定也有其自身的风险，因为引起屈曲挛缩的炎症细胞因子也会导致伸直位僵硬。早期活动和保持膝关节支具处于解锁状态有明确益处。家兔研究表明，术后膝关节活动与促炎白细胞介素 -1 水平降低 5 倍相关，随后转化生长因子 β 的释放减少。其他炎性细胞因子促进成纤维细胞增殖[18]。成纤维细胞增殖有显著的影响：犹他大学 2015 年的一项研究表明，胫骨平台骨折固定后在伸直位固定每延长一天，需要麻醉下松解的概率增加 10%[19]。新的研究也表明，术后活动也会影响软骨。白细胞介素 -1 驱动的促炎环境与软骨细胞死亡相关。然而，即使是 8h 的活动加上 16h 的休息也足以阻断关节软骨细胞中白细胞介素 -1 介导的促炎基因诱导表达[20]。

总之，笔者推荐了一种在术后即刻就执行的方案：白天解锁膝关节支具，晚上患者睡觉时在 -10° 伸直位锁定。该方案因早期膝关节活动有益于抗炎和软骨维护，同时也防止了不可逆的膝关节屈曲挛缩的发生。患者应能在整个恢复期保持膝关节全范围伸直，并在术后 6 周应达到 90° 屈曲。支具可在 6 周时停用，此时膝关节有足够的活动范围，特别是伸直。

三、负重

AO 官方组织（Arbeitsgemeinschaft für Osteosynthesefragen）建议胫骨平台术后限制负重（非负重或部分负重）约 12 周。一项对已发表的胫骨平台骨折术后处理研究的系统综述表明，外科医生推荐平均 4～6 周的非负重治疗，随后是 4～6 周部分负重；而且 Schatzker 分型越高，完全负重需要越长时间[21]。这些限制措施通过减少作用于骨折

愈合部位的力量来降低复位丢失的风险。已有研究支持这些指南，并表明术后前 6 周内负重与固定失败的风险增加相关。Ali 和同事研究报道，术后 6 周内即开始过早负重的患者中有 80% 会复位丢失，而术后 10 周内未完全负重的患者只有 25% 会复位丢失 [22]。其他与复位丢失相关的因素包括年龄大于 60 岁、骨折的粉碎程度和存在内侧冠状骨折线 [22-24]。

需要注意的是，限制患者负重有潜在的负面影响。限制负重需要增加能量消耗并改变步态力学。基础科学研究表明，关节不负重显著影响软骨的健康和厚度 [25]。20 世纪 70 年代已有研究结果表明，在几周内，后肢制动狗的膝关节软骨厚度减少了 50% [26]。神户大学的研究人员对小鼠进行了 2 周、4 周和 8 周的后肢不负重实验，发现与对照组相比，小鼠的软骨厚度在所有时间点都下降了 [25]。非负重也会增加肌肉萎缩，这可能会进一步延迟恢复到损伤前功能水平的时间 [27]。幸运的是，这些影响是可逆的：软骨可以通过逐渐负重得以重建，肌肉体积可以通过康复治疗恢复。

最近的临床研究表明，早期负重可能不像以前报道的那样对手术固定有害。Haak 及其同事对 32 例外侧平台骨折患者进行了即刻负重方案和 6～8 周初始不负重方案的比较。他们发现即刻负重组没有增加复位丢失、骨折移位的风险或再次手术的需要 [28]。英国的一项类似研究扩大了纳入标准，包括所有类型的平台骨折，发现与 6 周限制负重相比，早期负重与关节塌陷或固定失效无关 [29]。越来越多的证据表明术后负重时间可能会突破目前的指南，所以最近欧洲的一项调查显示，目前许多骨科医生偏离 AO 官方的指南，倾向于更早的负重，这可能并不令人惊讶 [30]。

尽管最近的研究支持早期负重，但建议在进一步的结论性证据表明其风险有限之前，对患者采取保守性负重策略。当存在高危因素时，包括患者年龄增加、明显粉碎性骨折或内侧冠状骨折线存在时，则应更加谨慎。总之，需要随机临床试验来充分证明早期负重与骨折畸形愈合或复位丢失的风险增加无关。

四、锻炼和康复

胫骨平台骨折及随后的负重和活动减少导致相关肌肉组织明显衰弱。2005 年，Gaston 等对 51 名接受胫骨平台骨折修复的患者进行了一项研究，结果显示，术后 12 个月，只有 14% 的患者恢复到了基线的股四头肌力量 [31]。这可能在以下发现中发挥了重要的作用，即几乎 1/5 的患者存在超过 5° 的持续屈曲挛缩。除了有利于维持膝关节完全伸直，加强股四头肌也在步态周期中对膝关节力量起作用。由于股四头肌在足跟撞击阶段起到减震器的作用，使腿部减速，股四头肌无力会导致传导力量增加，最终传到膝关节和刚修复的胫骨平台。

因此，术后康复和运动的重点应该是保持四头肌和腘绳肌的力量，以最大限度地扩大膝关节术后的活动范围。白天解锁支具可以让患者立即开始活动范围锻炼，延缓股四头肌和腘绳肌萎缩。

用于防止关节僵硬和加强周围肌肉力量的具体的锻炼方式取决于不同的负重阶段。在非负重阶段或前 4～6 周，患者和康复治疗师应注重被动和主动的活动范围，直腿抬高和肌肉紧绷锻炼。虽然基础科学研究表明，持续被动运动（continuous passive movement，CPM）机器可以减少关节纤维化和改善软骨愈合 [32]，这些发现还没有在临床研究中得到验证。多项研究观察了 CPM 对全膝关节置换术患者的影响，发现使用 CPM 对活动范围或功能结果方面没有显著的益处 [33, 34]。因此，除非有新的证据，我们不能确定 CPM 在术后康复中的作用。在部分负重阶段，康复治疗师可以在保持关节低负重的同时采用更多的加强运动，如固定自行车、水上运动和划船。最后，一旦患者可以完全负重，他们可能会采用下蹲和弓步等闭链运动下肢力量练习。

对外科医生来说，根据康复过程中最近的体检和 X 线片制订负重建议是至关重要的。由于每个患者遭受不同的骨折并且骨折愈合能力不同，外科医生和康复治疗师之间的沟通对于优化肌肉力量并同时降低由于治疗进程过快而造成损伤或复位丢失的风险而言至关重要。

五、病例报道

此处我们提供 2 个对比病例，强调伸直支具的重要性。

病例 7-1

患者 1 女性，41 岁，身体健康，因从滑板车上摔下后发生闭合性左膝胫骨平台双髁骨折就诊（图 7-1）。她被送往手术室接受切开复位以及后内和外侧接骨板内固定（图 7-2A）。术中发现明显的外侧平台软骨下压缩和胫骨髁间嵴粉碎性骨折。无手术并发症，术中膝关节可进行全范围活动。术后，患者左下肢不负重，并佩戴锁定铰链式膝支具，夜间伸直 −10°，白天保持可耐受的活动范围。

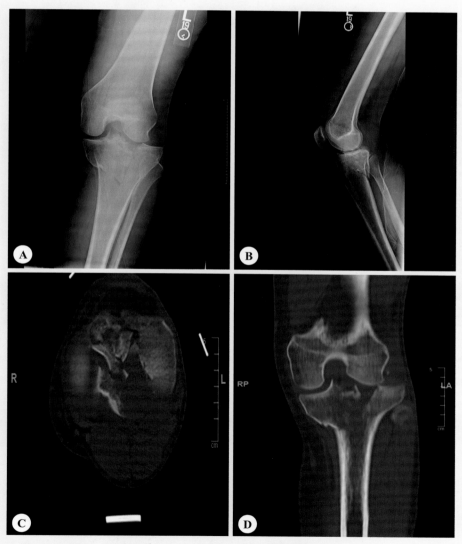

▲ 图 7-1　患者 1 的 X 线片（A 和 B）和计算机断层扫描（C 和 D）图像显示左侧胫骨平台双髁骨折伴大的内侧碎片和外侧平台粉碎

术后第 9 天，患者打电话来询问支具使用方案。尽管在住院期间，她接受了骨科团队和康复治疗师的日常指导，但出院后她一直没有锁住她的膝关节支具。她被要求在晚上将铰链式的膝关节支具固定在伸直位。

此后 2 周的门诊就诊中，患者膝关节距完全伸直差 10°，但能够弯曲到 70°。反复向患者说明膝关节支具治疗方案，然后她被转诊到门诊进行康复治疗，以改善活动范围。

在第 6 周随访时，患者膝关节距完全伸直仍差 10°，但能够弯曲到 100°。患者报告说她后期没有接受康复治疗。她还报告了铰链式膝关节支具的匹配问题。给她一个膝关节伸直装置在家里使用（Dynasplint，Severna Park，MD，USA）和一个新的康复治疗指导方案，每周至少 5 次康复锻炼以恢复完全伸直。

术后 10 周（图 7-2B）显示患者骨折断端愈合，并且左下肢已可以完全负重。通过积极的康复治疗和 Dynasplint 支具使用，她的膝关节活动范围得到了很大的改善，只是伸直轻微受限。然而，她对自己膝关节的活动范围仍不满意，并在 3 个月时接受了关节镜下粘连松解术，最终实现了 -1° 至 130° 的活动范围。

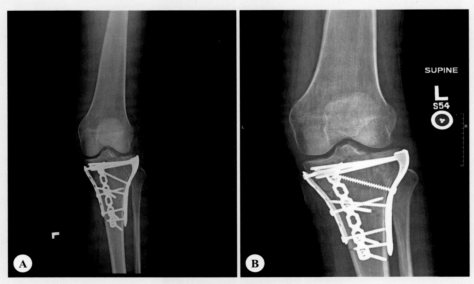

▲ 图 7-2　患者 1 的术后 X 线片
A. 康复期；B. 术后 10 周

病例 7-2

患者 2 男性，30 岁，健康，从滑板上坠落后发生右膝内侧胫骨平台闭合性骨折，伴有显著的外侧平台塌陷（图 7-3）。患者被送往手术室，接受右膝内侧胫骨平台切开复位内固定手术和右膝跨关节外固定架固定治疗（图 7-4A）。初次手术后 11 天，他接受了第二阶段的手术，去除外固定架并固定外侧平台。在置入接骨板前，用 30cm³ 的松质骨充填外侧平台骨质缺失。手术后，患者左侧下肢禁止负重，夜间用铰链式膝关节支具保持 -10° 伸直，白天解锁。出院后，他仍然遵从医嘱指导，白天在家里进行活动范围锻炼。

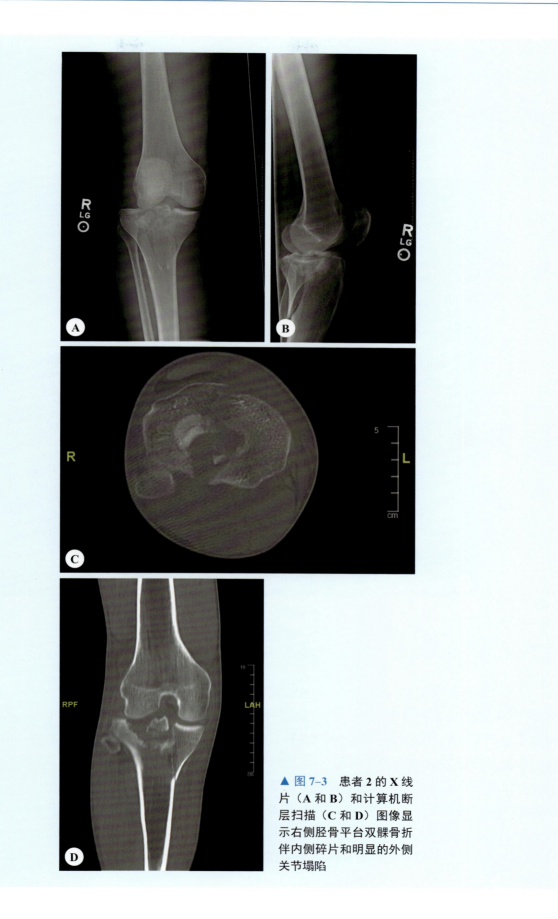

▲ 图 7-3　患者 2 的 X 线片（A 和 B）和计算机断层扫描（C 和 D）图像显示右侧胫骨平台双髁骨折伴内侧碎片和明显的外侧关节塌陷

　　术后 2 周随访时，他可以完全伸直膝关节，膝关节活动范围为 0°～60°。术后 6 周，他的膝关节屈曲提高到 90°。此时，停用铰链式膝关节支具，告知患者保持非负重状态，并继续进行活动范围锻炼。术后 10 周，他的膝关节屈曲提高到 130°。X 线片显示骨折愈合（图 7-4B），并开始完全负重。术后 5 个月，患者可正常行走，膝关节活动范围正常，并已进入力量训练阶段。X 线片显示内固定完整，没有下沉或固定失效。

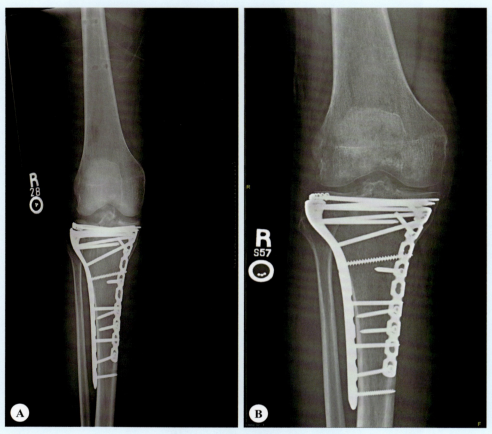

▲ 图 7-4　患者 2 的术后 X 线片
A. 康复期；B. 术后 10 周

　　在对 2 名年轻健康的双侧胫骨平台骨折患者的比较中，患者 2 的损伤更严重，需要二期手术，但由于遵守了支具治疗方案，他从未出现伸直受限，术后 10 周就能够实现全范围的活动。然而，患者 1 出现持续屈曲挛缩，最终需要关节镜下松解粘连，因为在术后的前 2 周，她的支具基本未被锁定。这 2 个病例说明了术后膝关节僵硬的速度有多快，以及与完全屈曲相比实现完全伸直相对更难。

六、总结

　　非标准化的治疗方案致使术后护理始终是一项具有挑战性的工作。建议与患者及其陪护团队进行非常清晰的沟通，以坚持和遵循康复方案。提供清晰的书面指示通常是有益的，因为患者对于康复治疗指导的记忆常常发生变化，特别是在术后早期。这些指导应包括如何护理伤口，如何使用支具，负重状态，以及在家时应进行的锻炼。

关于伤口护理，建议使用垂直褥式或是 Allgower-Donati 缝合。放置干燥的封闭敷料，包裹整条腿。敷料随着重力下沉和下落并不罕见；因此，包裹到大腿是最好的。

术后支具应用仍然具有挑战性，无论是在患者对医师指导的记忆方面，还是在维持支具的正确位置方面。建议在夜间将支具锁定在 –10° 伸直位，因为如果将支具锁定在 0° 伸直位，敷料主体通常会导致膝关节轻度屈曲。对于依从性不强的患者，在初始随访前将支具锁定在 –10° 的伸直位是有益的，因为伸直位比屈曲位更难维持。此外，应该向患者，特别是其陪护团队展示如何放置支具，因为随着时间的推移，特别是肿胀的减轻，支具的位置通常会改变。

虽然关于开始负重的最佳时间的证据仍存在争议，但推荐一种更保守的方法，特别是对于存在复位丢失风险的患者。适合早期负重的患者为年轻健康并且单纯外侧平台劈裂的患者。

最后，康复治疗通常在门诊始于初次门诊随访，并且以开链锻炼开始，这样可以帮助促进运动和减少关节僵直的发生。家庭锻炼方案也应该详细告知给所有患者，鼓励患者在他们的康复中发挥积极作用。

七、Lee 的提示和技巧

- 缝合切口时使用可保证伤口边缘血流灌注的技术，如垂直褥式或 Allgower-Donati 缝合。用干燥纱布包扎，密封敷料，包裹整个下肢。
- 膝关节伸直的丧失比屈曲的丧失更难恢复：夜间将铰链式膝关节支具锁定在 –10° 伸直位，白天解锁支架。
- 术后 4～6 周限制负重，根据定期复查的 X 线片确定负重进程。
- 为患者和陪护团队提供清晰的书面指导，描述伤口护理、支具使用、负重状态和家庭锻炼方案。

参考文献

[1] Shao J, Chang H, Zhu Y, et al. Incidence and risk factors for surgical site infection after open reduction and internal fixation of tibial plateau fracture: a systematic review and meta-analysis. *Int J Surg*. 2017;41:176–182.

[2] Shah SN, Karunakar MA. Early wound complications after operative treatment of high energy tibial plateau fractures through two incisions. *Bull NYU Hosp Jt Dis*. 2007;65(2):115.

[3] Pincus D, Byrne J, Nathens A, et al. Delay in flap coverage past 7 days increases complications for open tibia fractures: a cohort study of 140 North American trauma centers. *J Orthop Trauma*. 2019;33(4):161–168.

[4] Friedrich JB, Katolik LI, Hanel DP. Reconstruction of soft-tissue injury associated with lower extremity fracture. *J Am Acad Orthop Surg*. 2011;19(2):81–90.

[5] Asgari MM, Spinelli HM. The vessel loop shoelace technique for closure of fasciotomy wounds. *Ann Plast Surg*. 2000;44(2):225–229.

[6] Zorrilla P, Marín A, Gómez L, Salido J. Shoelace technique for gradual closure of fasciotomy wounds. *J Trauma*. 2005;59(6):1515–1517.

[7] Sagi H, Papp S, DiPasquale T. The effect of suture pattern and tension on cutaneous blood flow as assessed by laser Doppler flowmetry in a pig model. *J Orthop Trauma*. 2008;22(3):171–175.

[8] Shorten P, Haimes M, Nesbit R, Bartlett C, Schottel P. Impact of skin suture pattern on incision perfusion using intraoperative laser angiography: a randomized clinical trial of patients with ankle fractures. *J Orthop Trauma*. 2020;34(10):547–552.

[9] Wyles CC, Jacobson SR, Houdek MT, et al. The Chitranjan Ranawat Award: running subcuticular closure enables the most robust perfusion after TKA: a randomized clinical trial. *Clin Orthop Relat Res*.

2015;474(1):47–56.

[10] Field CK, Kerstein MD. Overview of wound healing in a moist environment. *Am J Surg*. 1994;167(1):S2–S6.

[11] Vogt PM, Andree C, Breuing K, et al. Dry, moist, and wet skin wound repair. *Ann Plast Surg*. 1995;34(5):493–500.

[12] Grosso MJ, Berg A, LaRussa S, Murtaugh T, Trofa DP, Geller JA. Silver-impregnated occlusive dressing reduces rates of acute periprosthetic joint infection after total joint arthroplasty. *J Arthroplast*. 2017;32(3):929–932.

[13] Suh H, Lee A, Park EJ, Hong JP. Negative pressure wound therapy on closed surgical wounds with dead space. *Ann Plast Surg*. 2015;76(6):717–722.

[14] Liu S, He C, Cai Y, et al. Evaluation of negative-pressure wound therapy for patients with diabetic foot ulcers: systematic review and meta-analysis. *Ther Clin Risk Manag*. 2017;13:533–544.

[15] Costa ML, Achten J, Knight R, et al. Effect of incisional negative pressure wound therapy vs standard wound dressing on deep surgical site infection after surgery for lower limb fractures associated with major trauma: the WHIST randomized clinical trial. *JAMA*. 2020;323(6):519–526.

[16] Eyring E, Murray W. The effect of joint position on the pressure of intra-articular effusion. *J Bone Joint Surg Am*. 1964;46(6):1235–1241.

[17] Zhou H, Trudel G, Goudreau L, Laneuville O. Knee joint stiffness following immobilization and remobilization: a study in the rat model. *J Biomech*. 2020;99:109471.

[18] Ferretti M, Srinivasan A, Deschner J, et al. Anti-inflammatory effects of continuous passive motion on meniscal fibrocartilage. *J Orthop Res*.

2005;23(5):1165–1171.

[19] Haller JM, Holt DC, McFadden ML, Higgins TF, Kubiak EN. Arthrofibrosis of the knee following a fracture of the tibial plateau. *Bone Joint J*. 2015;97–B(1):109–114.

[20] Madhavan S, Anghelina M, Rath-Deschner B, et al. Biomechanical signals exert sustained attenuation of proinflammatory gene induction in articular chondrocytes. *Osteoarthritis Cartilage*. 2006;14(10):1023–1032.

[21] Arnold JB, Tu CG, Phan TM, et al. Characteristics of postoperative weight bearing and management protocols for tibial plateau fractures: findings from a scoping review. *Injury*. 2017;48(12):2634–2642.

[22] Ali AM, El-Shafie M, Willett KM. Failure of fixation of tibial plateau fractures. *J Orthop Trauma*. 2002;16(5):323–329.

[23] Kim C, Lee C, An K, et al. Predictors of reduction loss in tibial plateau fracture surgery: focusing on posterior coronal fractures. *Injury*. 2016;47(7):1483–1487.

[24] Weaver MJ, Harris MB, Strom AC, et al. Fracture pattern and fixation type related to loss of reduction in bicondylar tibial plateau fractures. *Injury*. 2012;43(6):864–869.

[25] Nomura M, Sakitani N, Iwasawa H, et al. Thinning of articular cartilage after joint unloading or immobilization. An experimental investigation of the pathogenesis in mice. *Osteoarthritis Cartilage*. 2017;25(5):727–736.

[26] Brandt KD. Response of joint structures to inactivity and to reloading after immobilization. *Arthritis Rheum*. 2003;49(2):267–271.

[27] Yoshiko A, Yamauchi K, Kato T, et al. Effects of post-fracture non-weight- bearing immobilization on muscle atrophy, intramuscular and intermuscular adipose tissues in the thigh and calf. *Skeletal Radiol*. 2018;47(11):1541–1549.

[28] Haak KT, Palm H, Holck K, Krasheninnikoff M, Gebuhr P, Troelsen A. Immediate weight-bearing after osteosynthesis of proximal tibial fractures may be allowed. *Dan Med J*. 2012;59(10):A4515.

[29] Williamson M, Iliopoulos E, Jain A, Ebied W, Trompeter A. Immediate weight bearing after plate fixation of fractures of the tibial plateau. *Injury*. 2018;49(10):1886–1890.

[30] van der Vusse M, Kalmet PHS, Bastiaenen CHG, van Horn YY, Brink PRG, Seelen HAM. Is the AO guideline for postoperative treatment of tibial plateau fractures still decisive? A survey among orthopaedic surgeons and trauma surgeons in the Netherlands. *Arch Orthop Trauma Surg*. 2017;137(8):1071–1075.

[31] Gaston P, Will EM, Keating JF. Recovery of knee function following fracture of the tibial plateau. *J Bone Joint Surg Br*. 2005;87(9):1233–1236.

[32] Salter RB. The biologic concept of continuous passive motion of synovial joints. The first 18 years of basic research and its clinical application. *Clin Orthop Relat Res*. 1989;(242):12–25.

[33] MacDonald SJ, Bourne RB, Rorabeck CH, McCalden RW, Kramer J, Vaz M. Prospective randomized clinical trial of continuous passive motion after total knee arthroplasty. *Clin Orthop Relat Res*. 2000;380(380): 30–35.

[34] Yang X, Li G, Wang H, Wang C. Continuous passive motion after total knee arthroplasty: a systematic review and meta-analysis of associated effects on clinical outcomes. *Arch Phys Med Rehabil*. 2019;100(9):1763–1778.

第 8 章 并发症
Complications

Brandi Hartley, MD　Travis Parkulo, MD　James Gainer, MD　著

张成成　王绍毅　藏夕梁　译　　王世欣　校

胫骨平台骨折出现在膝关节轴向载荷并伴随内翻或外反应力时。年轻患者由高能量机制导致此种骨折，例如机动车事故、行人撞击或高处坠落[1]。在老年患者，其典型原因为骨质变差和低能量跌落[1, 2]。这一章节将专注于此种骨折治疗的后遗症和并发症。后遗症/并发症包括但不限于伤口愈合问题、深部感染、骨–筋膜室综合征、神经血管损伤、同侧膝和踝关节创伤性关节炎、膝关节不稳、关节僵硬、膝踝足周围肌肉功能/力量损失、畸形愈合、不愈合以及肢体缺损。为理清思路，在此我们专注于四种最常见并最具灾难性的问题：骨–筋膜室综合征、伤口愈合问题、关节僵硬和创伤后骨关节炎。通过合理的病史采集和体格检查（牢记受伤机制和所有致伤能量）、软组织健康以及阶梯式治疗必要性的思考和专注于在有限切口和软组织谨慎处理下解剖复位的出色手术技术，并发症可以被最大限度地减少[3, 4]。

一、骨–筋膜室综合征

急性骨–筋膜室综合征（acute compartment syndrome，ACS）最常见于肢体骨折或挤压伤之后[5]。损伤后，血液和其他体液的堆积导致骨–筋膜室显著肿胀。液体堆积导致静脉高压和骨–筋膜室进一步液体渗出[6]。骨–筋膜室体液进行性增加导致压力升高，如不及时干预将会导致组织缺血坏死[7]。急性骨–筋膜室综合征的治疗需要紧急筋膜切开术，释放皮肤和肌膜以行骨–筋膜室减压。

（一）诊断

胫骨和特异性的平台双髁骨折有更高的严重软组织损伤率并与急性骨–筋膜室综合征相关联[8, 9]。据发现，在胫骨平台骨折后，年轻男性患者急性骨–筋膜室综合征风险增加[10]。骨–筋膜室综合征广为接受的临床表现有：与预期相称的疼痛、受累肌肉的被动牵拉痛以及骨–筋膜室内感觉神经分布区的麻木。然而，当被用作筛查试验时，这些临床征象和症状已显示出诊断 ACS 的低敏感性，进而需要获取肌肉内压力[11]。大量研究主张在骨–筋膜室综合征的普遍诊断中应用常规肌肉内压力[12, 13]。另有研究主张应用系列肌肉内压力，其提供关于骨–筋膜室压力和灌注压变化的确定信息。

McQueen 等发现，使用连续前室测量时的敏感性 94%，特异性为 98%，当患者的压差保持低于 30mmHg 超过 2h 时，诊断为急性骨–筋膜室综合征[13]。在笔者所在的机构，临床体征和症状通常用于诊断急性骨–筋膜室综合征。如果体格检查和患者症状有问题，那么当绝对室压阈值为 30mmHg 且灌注压<30mmHg 时，在前部和后部骨–筋膜室测量肌内压并进行筋膜切开术。

（二）治疗

我们的建议是宁愿因手术减压承受更多恶性后果，也不观察性等待。急性骨–筋膜室综合征的延迟诊断/治疗可能会导致患者的高致病率[14]，更不用说治疗团队的法律后果了。使用双切口技

术释放所有 4 个骨 – 筋膜室以便评估小腿所有 4 个骨 – 筋膜室的肌肉活力并在必要时进行充分清创（图 8-1）。在筋膜切开术时常规放置一个跨膝外固定器，以稳定骨折，并允许患者在没有其他损伤的情况下活动。在筋膜切开部位，血管牵拉带、橡皮筋或聚丙烯缝合线以"罗马凉鞋"（Roman sandal）构型缝合，不仅要考虑到皮肤张力，还要考虑到伤口有肿胀加重的可能（图 8-2）。需要进

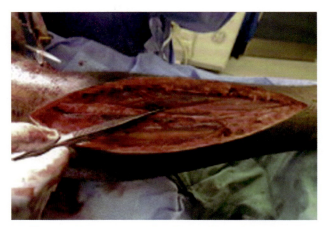

▲ 图 8-1 骨 – 筋膜室减压，显示前骨 – 筋膜室部分损伤

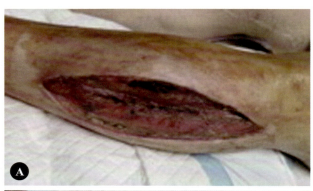

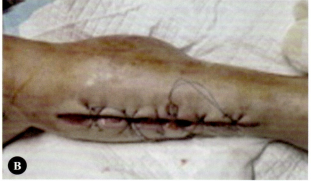

▲ 图 8-2 A. 外侧骨 – 筋膜室减压；B. 筋膜减压后切口的临时闭合

行多次二次评估，所有坏死组织都需清除并且伤口能够进行延迟闭合或分层皮肤移植，在软组织覆盖前，不得进行骨折最终内固定。

（三）结论

ACS 是胫骨平台骨折可能发生的危险并发症。早期诊断对于防止患者出现严重并发症至关重要。外科医生必须注意风险增加的患者，特别是那些因高能量事故而导致胫骨平台双髁骨折伴有明显移位和明显软组织损伤的患者。在初始评估时必须特别注意软组织覆盖。此外，有必要提高对超出预期的疼痛、相关骨 – 筋膜室被动牵拉痛以及骨 – 筋膜室内感觉神经分布的感觉异常的认识。外科医生必须在诊断中保持警惕，并在需要时进行骨 – 筋膜室减压。

二、伤口愈合问题

伤口愈合并发症及其相关感染仍然是骨科创伤手术发病率的重要来源[15]。在胫骨平台骨折的情况下，其机制往往与以炎症和肿胀为表现形式的软组织损伤有关，伤口并发症的发生率相对较高，对手术的近远期预后都有严重影响[16]。

伤口愈合是一个多因素过程，其变异包括伤口床本身、周围组织以及个体的生物学特性。伤口通过任一主要形式愈合，通常通过缝合或黏合剂允许瘢痕形成，并由此生长完整。在某些情况下，一期闭合方法要么失败，要么无法实现，要么是由于伤口的特性，要么是由于损伤机制造成的污染。在这些情况下，当一期闭合和愈合不现实时，需要通过二期愈合形式关闭创面。二期愈合是通过在血管软组织床上形成肉芽组织来实现的[15]。在某些损伤中，个体在一期闭合时发生裂开或感染的风险较高，二期愈合是伤口愈合的优越方法，因为它可以避免手术并发症[17]。由于保留的内固定和细菌生物膜的形成，对二期愈合提出了挑战。

增加胫骨平台骨折治疗复杂性的一个问题是高能量损伤中骨折水疱的进展。这些水疱是其下方软组织损伤的前哨，并且由于感染风险增加以

及可能妨碍骨折治疗的既定手术方法以及增加手术时间而令人担忧[18]。这些水疱要么是透明的，要么是血性的，理论上是由于受伤时真皮和表皮的分离而形成的。这种皮肤分离会导致水肿、静脉瘀血／血栓形成、表皮坏死的发展，以及最终形成水疱。对这些水疱的组织学研究表明，透明填充水疱的内容物是无菌渗出液，而充满血液的水疱内容物是血性的[18]。

　　尽管缺乏对骨折水疱的管理或临床结果的广泛调查，但仍有多种管理选择。一些外科医生选择让它们自行破裂，此方法的明显问题是，如果水疱覆盖所需的切口部位，则可能会延迟对骨折的手术固定。在对愈合无问题的水疱和出现伤口并发症的水疱进行组织学检查时，导致伤口并发症的主要因素是水疱床缺乏再上皮化或假上皮化[19]。Tolpinrud 等证明，这些水疱的简单破裂会导致破裂后不久皮肤菌群（包括表皮葡萄球菌和金黄色葡萄球菌）几乎立即定植于水疱渗出液和水疱床[19]。此外，Tolpinrud 等证明，将水疱开到健康组织的边缘并每天两次使用 Silvadene 并更换

相关的干敷料可使 90% 的患者愈合而没有伤口问题[19]。最近，对使用无菌盐水滴注（NPWT-id）的负压伤口疗法治疗踝关节和胫骨平台骨折进行了调查。Hasegawa 等在理论上证实，负压伤口疗法的机制允许更快的重新上皮化、减少软组织肿胀和更快的手术时间。在他们有限的案例研究中，没有发生与伤口愈合相关的并发症[20]。

　　在胫骨平台骨折的情况下，由于急诊内固定将增加并发症，通常在手术前有一段时间的动力固定，以减少软组织肿胀。手术前这段固定期和让肿胀消退绝对可以使外科医生受益，同时对骨折水疱进行管理（图 8-3）。归根结底，因为没有最佳管理策略，骨折水疱的管理是外科医生的偏好。

　　胫骨平台骨折中手术部位感染（surgical site infections，SSI）和伤口裂开的发生率在 5%～80%，在切开复位和固定后平均为 27%，最近有报道称高能量胫骨平台骨折切开复位和固定后深部感染的比率为 18%[16]。由于这些损伤的并发症发生率很高，因此在如何处理从初始损伤和手术开始的伤口管理方面进行了大量调查和研究。在许多

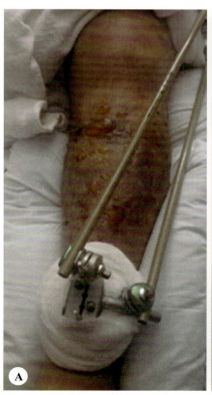 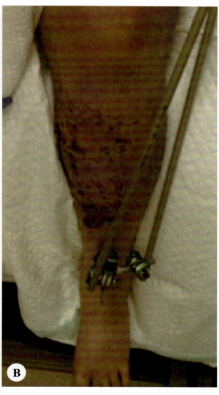

◀ 图 8-3　高坠伤所致胫骨平台双髁骨折水疱（A），水疱随时间消退（B）

情况下，这些损伤采用分阶段管理来优化手术结果[21]。虽然这些手术并发症的管理远非精准，但新兴技术和材料可以极大地帮助处理这些潜在的使人衰弱的损伤和并发症。

这些新兴方法之一是负压伤口疗法。首先，负压伤口疗法减少水肿，增加灌注，并增加创缘的靠拢[17]。其次，负压伤口疗法增加这些伤口愈合的速度和伤口边缘的稳定性[22]。负压伤口疗法促进肉芽形成、促进水疱消退，增加促进血管生成和愈合的细胞内信号分子的表达，例如血管内皮生长因子和血小板衍生生长因子[22]。在宏观和微观水平负压伤口疗法对伤口愈合都有正向作用。

最近，有大量研究将负压伤口疗法与传统敷料在骨科创伤的闭合切口中进行比较。这些病例主要是下肢。这些研究发现，使用负压伤口疗法可降低浅表 SSI、深部 SSI 和伤口裂开的发生率。还发现使用负压伤口疗法可以降低开放性骨折感染的总体风险并提高这些创伤性损伤的愈合率[17, 22]。造成这种情况的原因之一可能是使用负压伤口疗法时，更换敷料的需求减少，这是医护人员污染伤口的重要机会。虽然负压伤口疗法作为创伤环境中手术伤口管理方式的研究取得了可接受的结果，但在许多情况下传统敷料和负压伤口疗法都失败了，为了满足伤口的需要，在这些情况下，各种组织移植物和（或）皮瓣覆盖仍然是管理的支柱[22, 23]。

总之，胫骨平台骨折的伤口处理可能是一个棘手的外科问题，并且并不总是有一个明确的方法来解决这个问题。虽然胫骨平台骨折的伤口处理领域取得了重大进展，但每个病例都必须根据伤口本身、造成损伤的机制以及患者潜在的内科并发症来解决。目前的管理表明不仅分阶段固定骨损伤，而且大量近期的医学进展证明，需要对软组织损伤进行固定，以实现患者的最佳手术结果。

三、关节僵硬

继发于外伤、手术或感染的膝关节炎症可导致过度的胶原蛋白生成和粘连，从而导致关节活

动减少和疼痛[24]。3%～18% 的患者在胫骨平台骨折内固定后出现膝关节僵硬[25]。膝关节活动减少会导致日常生活活动困难，因为这些通常发生在 10°～120° 的屈伸范围内（从椅子上抬起、爬楼梯、下楼梯）[26]。Kugelman 等发现，非白人种族、年龄较大、体重指数（body mass index，BMI）较高和多发伤伴胫骨平台骨折为术后 6 个月活动度减少的独立预测因素[25]。其他研究发现，临时外固定器或双侧胫骨平台骨折的时间增加会导致需要治疗的膝关节活动度减少[27, 28]。

非手术治疗从积极的物理治疗开始；但是，如果患者在物理治疗中没有进展并且屈曲度仍然小于 90°，则需要在麻醉下进行操作。Haller 等证明，与较晚的操作（平均 4.86 个月）相比，较早的操作时间（平均 2.9 个月）能更大程度恢复关节活动度[28]。连续被动运动（continuous passive motion，CPM）已被用于预防术后关节僵硬。Hill 等发现，术后 48h，使用 CPM 时活动范围增加；然而，长期结果表明没有差异[29]。相反，Haller 等发现，使用 CPM 与减少关节僵硬的进展有关，平均随访时间为 6 个月[28]。

治疗关节僵硬的手术选择包括关节镜下粘连松解术或开放性清创术，联合或不联合 Judet 股四头肌成形术。根据 Middleton 等的研究，关节镜下，粘连与 12 周时所有运动范围的显著改善、12 周时的屈曲改善以及 12 周时的伸展改善相关[30]。此外，先前接受外固定的患者在粘连松解后 12 周的运动显著改善[30]。Judet 股四头肌成形术可作为复杂膝关节僵硬的最后一项治疗方法[31]。这包括连续松解限制性粘连，直到达到所需的活动度。松解包括切除关节内粘连（通过内侧关节切开术或关节镜）和用于松解的侧向切口，外侧支持带，针道部位粘连松解，股外侧肌、股中间肌和股直肌粘连的骨膜外松解。阔筋膜部分延长、股中间肌纤维化和过多的骨瘢痕组织去除可能也是必要的。已发现该手术的并发症发生率很高（伸肌滞后、伤口裂开、深部感染），比例高达 23%[32]。在 11 名患者的回顾性分析中，Bidolegui 等在改良

Judet 股四头肌成形术结合物理治疗后，膝关节屈曲度从术前平均 36° 增加到平均 98°[33]。

四、创伤后关节炎

胫骨平台骨折是否会导致患者出现晚期创伤性关节炎并需要进行关节置换术？这种临床争论仍在继续，文献清楚地承认关节炎的放射学进展；然而，临床结果更加多样化。Ostrum 表示，许多外侧胫骨平台骨折不会发展为严重的创伤性关节炎，也不需要进行全膝关节置换术（total knee arthroplasty，TKA）[34]。Ostrum 表示，"文献不支持以下观点：关节内胫骨平台骨折会发展为关节炎"[34]。Scott 等报道，伴随女性、胫骨平台骨折（相对于股骨远端）和肥胖等风险因素的膝关节周围骨折后，TKA 的转化率为 3.3%[35]。Snoeker 等进行一项年轻成人队列研究证明，任何膝关节损伤（包括半月板病变、前交叉韧带撕裂和骨折）后关节病增加了 6 倍[36]。胫骨平台骨折后，影响临床结果、创伤性关节炎和 TKA 需求的因素有哪些？

（一）关节面台阶

Dirschl 等指出，胫骨平台骨折后关节不协调的耐受性很好[37]。他们指出，"文献中几乎没有支持以下说法：准确复位胫骨平台骨折，尤其是公差＜2mm，对应良好的临床结果[37]。" Baumlein 等报道了在膝关节所有部位检查的整个队列研究中放射学骨关节炎的发病率增加；然而，在平均 10.3 年的随访中，HSS 膝关节评分为 96.5 分（范围为 74～100 分），表明功能结果令人满意[38]。Giannoudis 等注意到，胫骨平台骨折的关节不协调具有良好的耐受性[39]。这些作者指出，其他因素（仅与关节复位部分相关的特征，例如关节稳定性、半月板保留和冠状面对齐）在确定结果时更为重要[39]。回顾的 11 项研究中，有 5 项显示对结果没有影响，比较了其他 6 项研究[40-43]，1 项显示了可接受的结果小于 10mm[44]，另一项研究表明，台阶超过 10mm 时结果较差[45]。Wilde 表示，保持膝关节的正常对位对于治疗胫骨平台骨折的最终结果至关

重要[46]。他进一步指出，"关节塌陷本身，如果不与对位不良有关，不一定会导致不良结果[46]。"就关节稳定性的影响而言，他指出稳定膝关节的关节塌陷并不与糟糕的结果相关，但大于 4mm 的塌陷确实对结果有影响[46]。Ehlinger 等回顾了 13 名在平均随访 39.1 个月后因 Schatzker Ⅳ～Ⅵ型胫骨平台骨折接受手术治疗的患者[47]，平均 Lysholm 评分为 94.1，平均 HSS 评分为 93.6，并且所有患者都在 4.5 个月后重返工作岗位。注意到 5 名患者的关节偏离超过 2mm，但所有 13 名患者在最终评估时均未表现出骨关节炎的放射学证据[47]。

目前的文献表明，当胫骨平台关节内骨折后的关节移位较小（4mm 或更小）时，关节面移位不是结果的决定因素，并且骨折主要涉及外侧胫骨平台。

（二）关节台阶以外的因素

Dirschl 等注意到，胫骨平台的关节软骨比许多其他关节更厚，并且关节复位以外的因素，如膝关节不稳定、对线不良和半月板切除，对研究结果更重要[37]。Ostrum 还注意到，某些平台骨折（例如，内侧胫骨平台骨折和已切除半月板的骨折）预后较差[34]。Rade makers 等报道，在手术治疗胫骨平台骨折 14 年后，影像学关节炎的发生率为 31%，但大多数是无症状的[48]。然而，超过 5° 的对线不良的结果要差得多。据报道，27% 的患者有中度至重度症状[48]。一项针对 73 名胫骨平台骨折患者的研究显示，平均随访时间为 54 个月，调查超过 5° 的外翻畸形以及超过 2mm 的塌陷和晚期骨关节炎的相关性[36]，有趣的是，外翻畸形或关节凹陷没有影响评分结果[49]。

多项研究表明，随着使用 Schatzker 分类的骨折分级增加，临床、放射影像学和功能结果评分较差[50-53]。Prasad 等回顾了 40 例采用双接骨板治疗的 Schatzker Ⅴ型和Ⅵ型胫骨平台骨折，随访 4 年，结果显示良好的临床结果和良好的影像学结果[54]。所有患者的最终影像学关节面台阶小于 2mm，有良好的冠状面和矢状面对齐，平均髁宽度

小于 5mm。最终临床结果由 Oxford Knee Score 评估。40 人中有 32 人的最终得分超过 30 分（优秀），只有 8 名患者的得分在 20～29 分（良好）[54]。

显然，关节炎与关节骨折 / 损伤之间存在关联。Wasserstein 等利用队列分析确定 TKA 风险显著增加，总体风险比为 5.29。较高的 TKA 发生率与年龄的增加、双髁骨折和更严重的并发症相关[55]。丹麦的 Elsoe 等的研究指出，7950 名胫骨平台骨折患者中有 5.7% 在 13.9 年内接受了全膝关节置换术，其风险是没有关节骨折的匹配队列的 3.5 倍[56]。根据 van Dreumel 报道，40.6%（39/71）胫骨近端骨折在 1 年时发展为放射学关节炎，其中双髁骨折患者更易发生（57.5%）；然而，与获得的功能结果测量没有相关性[57]。Mattiassich 等，在胫骨平台骨折后 3 年和 22 年评估了 31 名患者，

记录了随着时间的推移功能结果的恶化；然而，10 名患者（32%）没有出现关节炎的影像学证据，在长期随访中，这 10 名患者在临床检查量表上得分最高[58]。一些患者出现严重症状，而另一些患者在长期随访中无变化或有所改善[58]。该研究没有评估或检查他们的病因，因为各种各样的结果评分可能是多因素的。然而，超过 2～4mm 的对线不齐和关节脱位似乎可能显著促成创伤后关节炎的发展和胫骨平台骨折后较差的临床结果。由于胫骨平台的关节脱位具有良好的耐受性，非关节脱位因素（排列不良、韧带稳定性）似乎是决定胫骨平台骨折和整个膝关节预后的更重要的因素。文献进而证明胫骨平台骨折后的终末期骨关节炎仍然相对罕见。有关胫骨平台骨折后创伤后关节炎的更多信息，请参见第 9 章。

病例 8-1

患者男性，40 岁，消防员，戴头盔，在摩托车事故后于清晨出现孤立性右腿疼痛，无可扪及或多普勒下的搏动，无运动或感觉功能，膝关节横向撕裂伤 14cm×6cm，肌腱外露。没有重要的病史，也没有手术史。他住在距创伤中心 2h 车程的地方，已婚，有 2 个年幼的儿子。影像显示胫骨平台双髁骨折脱位（图 8-4）。CTA 显示腘动脉损伤需要紧急手术干预（图 8-5）。患者接受了小腿筋膜切开术、大隐静脉移植搭桥术（通过血管手术进行），单层伤口闭合的积极清创，以及复位和外固定（由骨科执行）（图 8-6）。

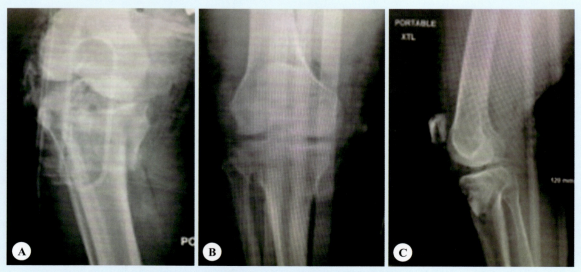

▲ 图 8-4　A. 初始 X 线片；B 和 C. 膝关节复位后外固定 X 线片

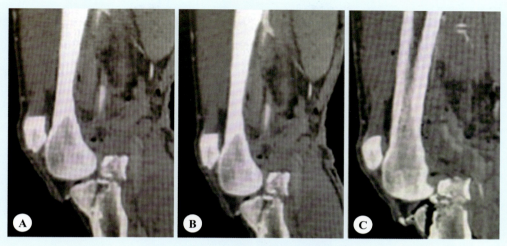

▲ 图 8-5　矢状位腘动脉造影序列

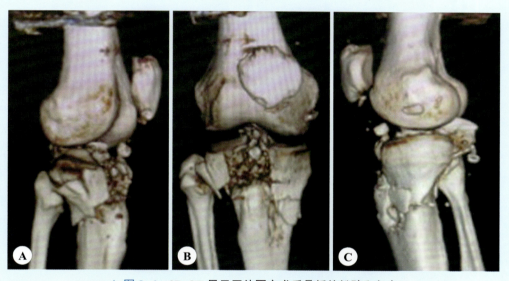

▲ 图 8-6　3D-CT 显示了外固定术后骨折的粉碎和复杂

　　术后第 1 天检查，患者在胫骨中部以下仍然无感觉，运动功能在损伤远端；然而，床边多普勒可探及波动。患者主诉大腿疼痛，骨 - 筋膜室张力大。创伤手术团队紧急予以该患者大腿筋膜切开术，术中注意到压力增加，而无法存活的肌肉组织少。创伤手术团队都在大、小腿筋膜切开术后使用负压敷料。术后第 5 天，患者被送往手术室进行骨科手术，以闭合右大腿明显延伸至髌上膝关节的筋膜切口；然而，肌肉是有活力的，伤口是干净的。大腿筋膜切开术以分层方式闭合，同时保持筋膜打开。小腿后面的筋膜切开术也很干净，仅需要少量的清创，施加负压敷料。幸运的是，发现了广泛的内侧和深层隔室坏死并进行了积极的清创。对小腿施加负压敷料。在伤后第 9 天进行最终固定之前，在手术室中进行了 2 次清创和负压辅助闭合（vacuum-assisted closure，VAC）。胫骨平台的最终固定（图 8-7）与髌腱撕脱的修复一起进行，外侧小腿筋膜分层皮肤移植术，并使用 VAC 敷料重复内侧筋膜切开术的清创，同时移除外固定器。术后将膝关节置于铰链式膝关节支架中，并锁定在伸展状态。

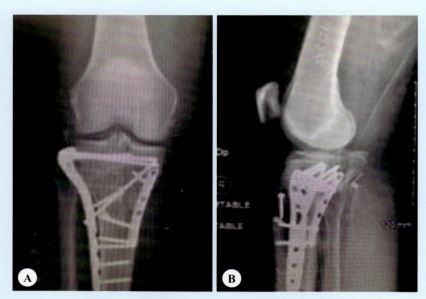

▲ 图 8-7 A. 术后膝关节前后位片；B. 术后膝关节侧位片

　　骨折固定 2 天后，内侧筋膜切开的重复清创注意到一些深部液体被送去培养，并进行了进一步的清创。此时，几乎完全切除了内侧腓肠肌和比目鱼肌，完全暴露了内侧胫骨骨膜。培养物最终对多种微生物感染（大肠杆菌、黏质沙雷菌、粪肠球菌）呈阳性。传染病会诊，并开始使用广谱抗生素。又进行了 3 次清创，持续出现化脓和坏死。在住院期间，医生与患者和家人就护理和治疗方案的目标进行了多次讨论。最终在伤后第 26 天，进行了右膝上截肢术。患者在截肢后 3 天出院，静脉注射抗生素 6 周。门诊随访继续进行，切口愈合良好，最终在截肢后 2 个月内安装了临时假肢。在 4 个月时获得初级假体。最后，患者在受伤 9 个月后重新开始救火。此后，他恢复了以前所有的活动，包括狩猎 / 钓鱼、远足、跑步、滑水，甚至攀岩（图 8-8）。他还成了国内截肢者的导师。

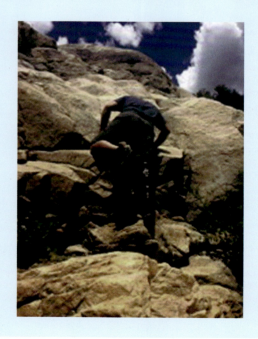

◀ 图 8-8　患者在伤后不到 2 年的时间内进行膝上截肢后攀岩

案例要点

1. 等待，等待，等待。在最终固定之前让软组织完全稳定。

2. 对清创中获得的培养物感染始终持怀疑态度。

3. 与患者和家属保持开放的沟通渠道。在可能的情况下为悲伤和失落提供资源（心理学、假肢咨询和截肢者指导）。

五、Hartley 的提示和技巧

- 保持对骨 – 筋膜室综合征的高度怀疑，一旦确诊，立即进行筋膜切开术。
- 负压伤口治疗是一种有效的伤口治疗方法，以一期或二期愈合为目的。
- 如果在术后早期处理，关节僵硬可以单纯在麻醉下进行操作，而后期可能需要股四头肌成形术和（或）关节内粘连松解术。
- 几乎所有外侧胫骨平台骨折都可以进行外侧半月板下关节切开术，这增加了可视性并允许复位确认。
- 获取术中内外旋图像，以正确查看内侧和外侧关节面。此外，获取垂直于关节线的正位（anteroposterior，AP）的图像；如果肢体在三角形、凹凸物、泡沫的上面，则根据需要纠正 C 臂。
- 接受解剖复位有时是不可能的。治疗不能比疾病更糟。提醒内固定的重要方面：力线、韧带稳定性、内侧关节面复位优于外侧关节面复位。

参考文献

[1] Kugelman D, Qatu A, Haglin J, Leucht P, Konda S, Egol KA. Complications and unplanned outcomes following operative treatment of tibial plateau fractures. *Injury*. 2017;48(10):2221–2229.

[2] Egol KA, Koval KJ, Zuckerman JD. *Handbook of Fractures*. 4th ed. Philadelphia, PA: Lippincott Williams & Wilkins; 2010.

[3] Papagelopoulos PJ, Partsinevelos AA, Themistocleous GS, Mavrogenis AF, Korres DS, Soucacos PN. Complications after tibia plateau fracture surgery. *Injury*. 2006;37(6):475–484.

[4] Colman M, Wright A, Gruen G, Siska P, Pape HC, Tarkin I. Prolonged operative time increases infection rate in tibial plateau fractures. *Injury*. 2013;44(2):249–252.

[5] McQueen MM, Gaston P, Court-Brown CM. Acute compartment syndrome. Who is at risk? *J Bone Joint Surg Br*. 2000;82:200–203.

[6] Matsen FA. Compartment syndrome. A unified concept. *Clin Orthop Rel Res*. 1975;113:8–14.

[7] Schmidt AH. Acute compartment syndrome. *Injury*. 2017;48:S22–S25.

[8] Berkson EM, Virkus WW. High-energy tibial plateau fractures. *J Am Acad Orthop Surg*. 2006;14(1):20–31.

[9] Weinlein J, Schmidt A. Acute compartment syndrome in tibial plateau fractures—beware!. *J Knee Surg*. 2010;23(1):9–16.

[10] Marchand LS, Working ZM, Rane AA, Elliott IS, Gilbertson E, Rothberg DL. Compartment syndrome in tibial plateau fractures: do previously established predictors have external validity? *J Orthop Trauma*. 2020;34(5):238–243.

[11] Ulmer T. The clinical diagnosis of compartment syndrome of the lower leg: are clinical findings predictive of the disorder? *J Orthop Trauma*. 2002;16(8):572–577.

[12] Finkelstein JA, Hunter GA, Hu RW. Lower limb compartment syndrome: course after delayed fasciotomy. *J Trauma Acute Care Surg*. 1996;40(3):342–344.

[13] Hope MJ, McQueen MM. Acute compartment syndrome in the absence of fracture. *J Orthop Trauma*. 2004;18(4):220–224.

[14] Sheridan GW, Matsen 3rd FA. Fasciotomy in the treatment of the acute compartment syndrome. *J Bone Joint Surg Am*. 1976;58(1):112–115.

[15] Kim PJ, Attinger CE, Steinberg JS, Evans KK. Negative pressure wound therapy with instillation: past, present, and future. *Surg Technol Int*. 2015;26:51–56.

[16] Liu X, Zhang H, Cen S, Huang F. Negative pressure wound therapy versus conventional wound dressings in treatment of open fractures: a systematic review and meta-analysis. *Int J Surg*. 2018;53:72–79.

[17] Kunze KN, Hamid KS, Lee S, Halvorson JJ, Earhart JS, Bohl DD. Negative-pressure wound therapy in foot and ankle surgery. *Foot Ankle Int*. 2020;41(3):364–372.

[18] Strauss EJ, Petrucelli G, Bong M, Koval KJ, Egol KA. Blisters associated with lower-extremity fracture: results of a prospective treatment protocol. *J Orthop Trauma*. 2006;20(9):618–622.

[19] Tolpinrud WL, Rebolledo BJ, Lorich DG, Grossman ME. A case of extensive fracture bullae: a multidisciplinary approach for acute management. *JAAD Case Rep*. 2015;1(3):132–135.

[20] Hasegawa IG, Livingstone JP, Murray P. A novel method for fracture blister management using circumferential negative pressure wound therapy with instillation and dwell. *Cureus*. 2018;10(10):e3509.

[21] Wang C, Zhang Y, Qu H. Negative pressure wound therapy for closed incisions in orthopedic trauma surgery: a meta-analysis. *J Orthop Surg Res*. 2019;14(1):427.

[22] Semsarzadeh NN, Tadisina KK, Maddox J, Chopra K, Singh DP.

Closed incision negative-pressure therapy is associated with decreased surgical site infections: a meta-analysis. *Plast Reconstr Surg.* 2015;136:592–602.

[23] Dingemans SA, Birnie MFN, Backes M, et al. Prophylactic negative pressure wound therapy after lower extremity fracture surgery: a pilot study. *Int Orthop.* 2018;42(4):747–753.

[24] Usher KM, Zhu S, Mavropalias G, Carrino JA, Zhao J, Xu J. Pathological mechanisms and therapeutic outlooks for arthrofibrosis. *Bone Res.* 2019;7(1):1–24.

[25] Kugelman DN, Qatu AM, Strauss EJ, Konda SR, Egol KA. Knee stiffness after tibial plateau fractures: predictors and outcomes. *J Orthop Trauma.* 2018;32(11):e421–e427.

[26] Magit D, Wolff A, Sutton K, Medvecky MJ. Arthrofibrosis of the knee. *J Am Acad Orthop Surg.* 2007;15(11):682–694.

[27] Reahl GB, Marinos D, O'Hara NN, et al. Risk factors for knee stiffness surgery after tibial plateau fracture fixation. *J Orthop Trauma.* 2018;32(9):e339–e343.

[28] Haller JM, Holt DC, McFadden ML, Higgins TF, Kubiak EN. Arthrofibrosis of the knee following a fracture of the tibial plateau. *Bone Jt J.* 2015;97(1):109–114.

[29] Hill AD, Palmer MJ, Tanner SL, Snider RG, Broderick JS, Jeray KJ. Use of continuous passive motion in the postoperative treatment of intra-articular knee fractures. *J Bone Joint Surg Am.* 2014;96(14):e118.

[30] Middleton AH, Perlewitz MA, Edelstein AI, Vetter CS. Knee arthrofibrosis following tibial plateau fracture treated with arthroscopic lysis of adhesions with manipulation [published online ahead of print October 27, 2020]. J Knee Surg. doi: 10.1055/s-0040–1718679.

[31] Judet R, Judet J, Lagrange I. Technic of liberation of the extensor apparatus in knee stiffness [Une technique de liberation de l'apparielextenseur dans les raiduers du genou]. *Mem Acad Chir (Paris).* 1956;82:944–947 (in French).

[32] Masse A, Biasibetti A, Demangos J, Dutto E, Pazzano S, Gallinaro. The Judet quadricepsplasty: long-term outcome of 21 cases. *J Trauma.* 2006;61(2):358–362.

[33] Bidolegui F, Sebastian PP, Robinson EP. Safety and efficacy of the modified Judet quadricepsplasty in patients with post-traumatic knee stiffness. *Eur J Orthop Surg Tramatol.* 2021;31(3):549–555.

[34] Ostrum RF. Orthopaedic trauma mythbusters: intra-articular fractures. *Instr Course Lect.* 2013;62:29–33.

[35] Scott BL, Lee CS, Strelzow JA. Five-year risk of conversion to total knee arthroplasty after operatively treated periarticular knee fractures in patients over 40 years of age. *J Arthroplasty.* 2020;35:2084–2089.

[36] Snoeker B, Turkiewicz T, Magnusson K, et al. Risk of knee osteoarthritis after different types of knee injuries in young adults: a population-based cohort study. *Br J Sports Med.* 2020;54:725–730.

[37] Dirschl DR, Marsh JL, Buckwalter JA, et al. Articular fractures. *J Am Acad Orthop Surg.* 2004;12(6):416–423.

[38] Baumlein M, Hanke A, Gueorguiev B, et al. Long-term outcome after surgical treatment of intra-articular tibial plateau fractures in skiers. *Arch Orthop Trauma Surg.* 2019;139:951–959.

[39] Giannoudis PV, Tzioupis C, Papathanassopoulos A, Obakponovwe O, Roberts C. Articular step-off and risk of post-traumatic osteoarthritis. *Evidence today. Injury.* 2010;41:986–995.

[40] Brown TD, Anderson DD, Nepola JV, Singerman RJ, Pedersen DR, Brand RA. Contact stress aberrations following imprecise reduction of simple tibial plateau fractures. *J Orthop Res.* 1988;6:851–862.

[41] Honkonen SE. Indications for surgical treatment of tibial condyle fractures. *Clin Orthop Relat Res.* 1994;302:199–205.

[42] Koval KJ, Sanders R, Borrelli J, Helfet D, DiPasquale T, Mast JW. Indirect reduction and percutaneous screw fixation of displaced tibial plateau fractures. *J Orthop Trauma.* 1992;6:340–346.

[43] Weigel DP, Marsh JL. High-energy fractures of the tibial plateau. Knee function after longer follow-up. *J Bone Joint Surg Am.* 2002;84–A: 1541–1551.

[44] Lucht U, Pilgaard S. Fractures of the tibial condyles. *Acta Orthop Scand.* 1971;42:366–376.

[45] Lansinger O, Bergman B, Korner L, Andersson GB. Tibial condylar fractures. A twenty-year follow-up. *J Bone Joint Surg Am.* 1986;68:13–19.

[46] Wilde GP. The knee. In: Foy M, Fagg P, eds. *Medicolegal Reporting in Orthopaedic Trauma.* 4th ed. London, UK: Churchill Livingstone; 2010:273–286.

[47] Ehlinger M, Rahme M, Moor B-K, et al. Reliability of locked plating in tibial plateau fractures with a medial component. *Orthop Traumatol Surg Res.* 2012;98:173–179.

[48] Rademakers MV, Kerkhoffs GM, Sierevelt IN, Raaymaker EL, Marti RK. Operative treatment of 109 tibial plateau fractures: five-to 27–year follow-up results. *J Orthop Trauma.* 2007;21(1):5–10.

[49] Parkkinen M, Madanat R, Mustonen A, Koskinen SK, Paavola M, Lindahl J. Factors predicting the development of early osteoarthritis following lateral tibial plateau fractures: mid-term clinical and radiographic outcomes of 73 operatively treated patients. *Scand J Surg.* 2014;103:256–262.

[50] Dall'Oca C, Maluta T, Lavini F, Bondi M, Micheloni GM, Bartolozzi P. Tibial plateau fractures: compared outcomes between ARIF and ORIF. *Strategies Trauma Limb Reconstr.* 2012;7:163–175.

[51] Jagdev SS, Pathak S, Kanani H, Salunke A. Functional outcome and incidence of osteoarthritis in operated tibial plateau fractures. *Arch Bone Jt Surg.* 2018;6(6):508–516.

[52] Kraus TM, Martetschlager F, Muller D, et al. Return to sports activity after tibial plateau fractures. 89 cases with minimum 24–month follow-up. *Am J Sports Med.* 2012;40(12):2845–2852.

[53] Malakasi A, Lallos SN, Chronopoulos E, Korres DS, Efstathopoulos NE. Comparative study of internal and hybrid external fixation in tibial condylar fractures. *Eur J Orthop Surg Traumatol.* 2013;23:97–103.

[54] Prasad GT, Kumar TS, Kumar RK, Murthy GK, Sundaram N. Functional outcomes of Schatzker type V and VI tibial plateau fractures treated with dual plates. *Indian J Orthop.* 2013;47(2):188–194.

[55] Wasserstein D, Henry P, Paterson JM, Kreder HJ, Jenkinson R. Risk of total knee arthroplasty after operatively treated tibial plateau fracture. A matched-population- based cohort study. *J Bone Joint Surg Am.* 2014;96:144–150.

[56] Elsoe R, Johansen MB, Larsen P. Tibial plateau fractures are associated with a long-lasting increased risk of total knee arthroplasty a matched cohort study of 7,950 tibial plateau fractures. *Osteoarthr Cartil.* 2019;27:805–809.

[57] van Dreumel RLM, van Wunnik BPW, Janssen L, Simons PCG, Janzing HMJ. Mid-to long-term functional outcome after open reduction and internal fixation of tibial plateau fractures. *Injury.* 2015;46:1608–1612.

[58] Mattiassich G, Foltin E, Scheurecker G, Schneiderbauer A, Kropfl A, Fischmeister M. Radiographic and clinical results after surgically treated tibial plateau fractures at three and twenty two years postsurgery. *Int Orthop.* 2014;38:587–594.

第 9 章　创伤后重建
Posttraumatic Reconstruction

Daniel O. Johansen, MD　Adam A. Sassoon, MD, MS　著

吴成波　蒋玉贵　成丽敏　译　　徐爱贤　校

如第 5 章所述，胫骨平台骨折的手术治疗主要依靠切开复位内固定（open reduction and internal fixation，ORIF）。然而，在急性骨折病例中，重建发挥了重要作用。关节成形术是治疗胫骨平台骨折后创伤后终末期关节病的主要治疗方式。单室和全膝关节置换术（total knee arthroplasty，TKA）治疗胫骨平台骨折后并非没有挑战和术后并发症。在处理这些具有挑战性的手术病例时，术前和术中规划对手术成功至关重要。

一、全膝关节置换术
（一）基本原理

胫骨平台 ORIF 是胫骨平台骨折大多数病例的主要治疗方法[1]。关节周围骨折固定的目标是使用稳定的固定结构恢复关节力线。由于存在复杂的骨折类型以及与软组织和骨生物学相关的损伤，并非所有患者都是 ORIF 的理想对象。患有胫骨平台骨折的老年骨质疏松患者可以考虑 TKA 作为最终治疗方式[2]。

研究显示，60 岁以上的患者胫骨平台骨折 ORIF 后的并发症较高[2-4]。在考虑该患者群体的 ORIF 时，外科医生应注意最常见的并发症，包括固定失败与长期制动相关的创伤后关节炎、骨不连、畸形愈合和医疗并发症[5]。在该患者群体中，较高的并发症发生率是由于干骺端粉碎、骨质疏松和膝关节周围软组织损伤[2]。在一项回顾性研究中，60 岁以上患者的内固定失败率为 79%，而年轻患者仅为 7%[3]。研究显示，老年人遵守负重注意事项更为困难，这对 ORIF 术后早期的成功至关重要[6]。不遵守负重限制已被证明是固定失败的独立风险因素[3]。

（二）适应证

胫骨平台骨折行 TKA 应在特定患者人群中进行。考虑到该人群中与 ORIF 相关的并发症，已有膝骨性关节炎的老年患者，如果在骨质疏松骨组中发现有复杂的关节周围胫骨平台骨折，是 TKA 治疗的适应证。该患者行 TKA 重建可同时治疗骨折和伴随的膝关节骨性关节炎。在这些患者中，已有症状的膝关节骨性关节炎的临床很重要，因为没有关节炎将考虑非手术治疗而不是 ORIF。如果患者随后出现膝关节骨性关节炎，可考虑 TKA 治疗。

骨折的老年患者通常会有内科疾病，这些并发症可能会因 ORIF 后的长时间制动而加重，或可能导致卧床并发症的发生（如肺炎、深静脉血栓形成、褥疮）[7]。行 TKA 治疗的明显好处是能够在无须辅助的情况下进行全负重膝关节活动。同样，也可以选择老年患者患有其他妨碍早期活动的损伤（如对侧下肢骨折或上肢骨折，难以使用辅助器械）也可考虑 TKA 治疗。

（三）术后结果

胫骨平台骨折 TKA 术后的功能评分是良好的。最近一篇关于采用 TKA 治疗胫骨平台骨折效果的系统综述，其结果提示膝关节功能评分优异[8, 9]。平均而言，在该系统综述中，中期随访发现术后膝关节活动范围为 108°±10°[8]。迄今为止，尚无

直接研究比较原发性 TKA 与 ORIF 治疗胫骨平台骨折效果的文献。Malviya 等 [2] 报道了患者满意度为 90%，并在其老年患者回顾性研究中，81% 的患者在 TKA 后恢复到发病前的功能状态。平均而言，这些患者在术后第 24 天在不使用辅助设备的情况下可恢复行走 [2]。

在文献中，小样本回顾性研究的并发症发生率平均为 15%（范围为 0%～50%）[8]。在文献中最大的病例样本（$n=30$）中，报道了 23% 的再手术率 [10]。需要再手术的并发症包括：伤口并发症、假体周围骨折、深部感染、松动骨水泥的移除和无菌坏死的翻修 [10]。中期随访时，死亡率平均为 4.8% [8]。

这些结果表明，对于老年胫骨平台骨折患者，TKA 是一种有效的选择。鉴于该手术存在潜在的并发症，患者的选择很重要。此外，考虑到病例的复杂性，建议采用具备翻修关节技术的外科医生进行重建，与非创伤性骨关节炎的标准 TKA 相比，更类似于翻修关节成形术。

（四）手术入路与决策

与任何复杂的手术一样，术前检查和规划对手术成功至关重要。应对受损肢体进行皮肤和软组织损害评估，尤其是急性创伤后更可能出现软组织损伤的老年人群。手术时机取决于软组织情况，但不需要刻意的延迟。在一项研究中，TKA 手术平均在受伤后 4 天内进行；仅观察到一例术后伤口并发症 [2]。必须进行全面的术前临床评估，以确保患者最佳化的接受复杂的关节成形术。

术前影像学检查应包括受伤膝关节的普通放射片和 CT，以确定骨折类型。应获取同侧胫骨和股骨的 X 线片，以排除任何关节外畸形，以及任何近端或远端内固定，因为最终的关节成形术组件通常需要长柄。行对侧膝关节 X 线片，以辅助术前规划。

植入物的选择应在术前仔细考虑。一般来说，考虑到早期无菌性坏死的原因，应选择一种能产生平衡膝关节的植入物系统来恢复关节力线，并以尽可能小的约束提供膝关节稳定性 [11]。考虑到

据报道胫骨平台骨折后韧带损伤率高达 71%，在韧带受损的情况下，应提供多种约束水平的植入物 [12]。同样，骨质疏松患者中的骨丢失可产生不稳定，需要更高水平的约束，例如髁约束旋转铰链植入物或用于更严重的骨缺损。必须预期使用骨水泥、植骨、胫骨套管或锥形体修复骨缺损。由于从平台延伸至干骺端或骨干的骨折应至少累及 2 个骨皮质直径，应使用带茎部植入物的模块化系统 [13]。植入物茎部具有分散应力的特点，应在使用时予以考虑 [14]。此外，骨折碎片盘、锁定接骨板和环扎钢丝可用于在放置关节成形术部件之前重建稳定的胫骨平台。

建议采用标准正中切口。内侧髌旁关节切开术通常足以暴露术野；然而，可能需要扩大术野。Hsu 等在对膝关节关节周围骨折进行 TKA 治疗时建议采用以下方法 [13]。他们建议在延伸至干骺区的任何骨折周围使用环扎钢丝来防止骨折延伸。环扎钢丝将有助于髓内导针管的使用，将骨折延伸或移位的风险降至最低。接下来，内侧和外侧平台的任何骨折都要复位，并用克氏针临时固定。使用接骨板和（或）螺钉重建正常的平台解剖结构或连接干骺端骨折碎片时，应遵循标准骨折固定原则。

骨折稳定后，开始胫骨平台的重建 [13]。髓内导管用于胫骨近端保护骨切口。任何骨缺损都要标记，不管有无骨缺损可利用上述技术填充。如果需要胫骨干则进行髓内准备。然后转向股骨准备。根据标准的膝关节成形术原则，必须仔细重建关节力线和后髁偏移，以优化膝关节动力学 [15]。

此时，根据侧副韧带的完整性和骨结构选择植入物的约束水平。在这类患者中，我们最常用的植入物是绕过骨折部位的带柄半约束膝关节。然而，对于这些病例所需的约束水平，文献中没有一致意见；这些具有较好结果的病例范围从使用后路稳定的植入物到旋转铰链系统 [16]。在放置试验部件之后，评估膝关节运动学，并在最终部件放置之前验证关节稳定性。标准骨水泥技术用于固定植入物。通过稳定的结构和稳定的膝关节，

患者可以在不使用支具的情况下承受体重和完全伸屈膝关节。

二、创伤后全膝关节置换术

（一）适应证

创伤后关节炎是一种使人衰弱的并发症，可在胫骨平台骨折后发生。如第 8 章所述，出现这种并发症，似乎与创伤的严重程度、关节对位不良和高龄有关[17]。创伤后关节炎的治疗从非手术治疗开始。一旦患者保守治疗失败，应考虑重建。TKA 适用于有症状的三室性关节炎患者，也可用于涉及膝关节 1 个或 2 个腔室的终末期关节炎病例（图 9-1）[16]。尽管没有严格的年龄界限，但考虑到 50 岁以下接受 TKA 手术的患者翻修风险较高，该手术通常适用于 50 岁以上的成年患者[18]。然而，任何非手术治疗失败且有终末期关节炎体征的成年患者均可考虑膝关节置换术。在文献中，

因胫骨平台骨折后的创伤后关节炎行 TKA 治疗的平均年龄在 56—65 岁[19-23]。

胫骨平台骨折后 TKA 的另一个潜在指征是骨不连。胫骨平台骨折后发生骨不连虽然罕见，但在老年患者或 ORIF 合并感染的病例中更为常见[4]。在胫骨平台骨不连的病例中，治疗方法包括 ORIF 翻修术加植骨与大块同种异体骨重建术[24]。对于老年患者，特别是在已有骨关节炎的情况下，应考虑 TKA 疗法治疗骨不连[24, 25]。

（二）术后结果

胫骨平台骨折后，创伤后关节炎的患病率在 21%～44%[26]。然而，接受 TKA 治疗创伤后关节炎的患者比率要低得多，文献中的范围在 3%～7.3%[16]。正如预期，随着受伤时间的延长，TKA 并发症的发生率增加[16]。与无平台骨折史的年龄匹配对照相比，ORIF 后 2 年、5 年和 10 年时，接受 TKA 治疗的患者百分比为 0.32% 和 0.29%，

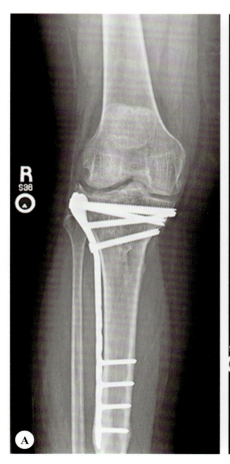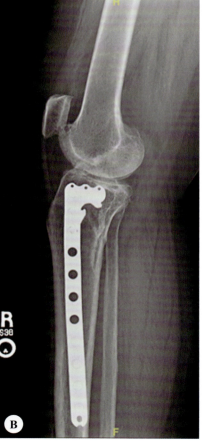

◀ 图 9-1 创伤后三室性关节炎患者因外侧平台骨折接受胫骨平台切开复位内固定术后的膝关节正位（A）和侧位（B）X 线片

图片由 Dr. Erik Zeegen 提供

5.3% 和 0.82%，7.3% 和 1.8%。总的来说，有胫骨平台 ORIF 病史的患者接受 TKA 治疗的可能性是无胫骨平台骨折病史的年龄匹配患者的 5.3 倍[27]。影响接受 TKA 治疗风险的因素有患者年龄、女性、是否存在内科并发症以及内外侧平台骨折[27]。

早期研究表明，与 TKA 治疗原发性膝关节骨性关节炎相比，TKA 治疗创伤后关节炎会有较低的功能评分[28]。但是，最近的研究表明，术后膝关节功能评分和患者报告的结果与接受 TKA 治疗的原发性骨关节炎患者相当[21, 26]。胫骨平台骨折后的 TKA 治疗已表明可显著改善膝关节功能和减少膝关节疼痛[19-23, 26]。创伤后膝关节僵硬是一种使人衰弱的并发症。TKA 之后，与术前活动范围相比，显示膝关节活动范围增加 4°～18°[19, 20, 23, 29]。在中期随访时，大多数患者在接受 TKA 手术治疗创伤后关节炎后感到满意；与接受 TKA 治疗的原发性骨关节炎患者的年龄匹配队列相比，患者满意度无显著差异[21]。

TKA 治疗创伤后关节炎的植入物存活率在中期和长期随访时也显示良好[21, 23, 26]。并发症在该患者人群中并非不重要，但与接受 TKA 治疗原发性骨关节炎的对照组相比，机械并发症无显著差异[21, 26]。未出现无菌性松动的植入物存活率在 15 年随访时高达 96%，与 TKA 治疗原发性骨关节炎的翻修率相当[23]。

（三）手术挑战和并发症

尽管 TKA 治疗胫骨平台骨折后创伤性关节炎是一种有用的手术选择，但它并非没有挑战和并发症。与 TKA 治疗原发性骨关节炎相比，胫骨平台骨折后的 TKA 术中和术后并发症的发生率较高[19, 21, 23, 26]。较高的术中和术后并发症发生率可能与创伤后僵硬、可能损害软组织的陈旧切口、对位不良、韧带不稳定、内固定残留、可能的隐匿性感染和骨缺损有关。

术中并发症包括骨折、伸肌机制损伤和侧副韧带损伤[19, 21, 23, 26]。因为难以获得足够术野，这些术中并发症可能更高，骨折和（或）ORIF 后的

创伤后变化会使膝关节非常僵硬，这会妨碍术中术野，类似于 TKA 翻修术。在某些情况下，可能需要使用更广泛的暴露方法，如股四头肌切断术、VY 向下法或胫骨结节截骨术。此外，股骨髁的广泛软组织松解可显著改善术野，并有助于保护伸肌机制。如果预期或计划进行此类松解，则应选择约束或铰接植入物方案。

与原发性骨关节炎 TKA 相比术后并发症的发生率更高，尤其是在术后的前 2 年内[21, 23]。在 15 年随访中，最近的一项研究显示并发症的发生率高达 34%，其中 90% 的并发症发生在 TKA 术后的前 2 年内[23]。已证明最常见的术后并发症之一是早期伤口并发症，可能是由于以前手术切口中软组织受损，内固定和骨折创伤后变化[21, 23, 26]。其他值得注意的并发症包括关节纤维化、感染、伸肌机制损伤、无菌性松动、髌骨半脱位和假体周围骨折[20-23, 26]。

（四）术前检查和规划

为了改善患者预后，需要进行全面的术前检查和手术规划。外科医生应以类似于复杂翻修关节成形术病例的方式进行术前检查。从体检开始，必须检查皮肤和软组织。如前所述，TKA 手术后创伤性关节炎的伤口并发症发生率远高于原发性关节炎 TKA 病例[21, 23, 26]。应查看并记录手术瘢痕以及任何先前移植物或皮瓣的位置，以规划手术方法。对于多次翻修的患者，皮肤可能较薄，并明显黏附于近端胫骨、髌骨或股骨。如果担心术后伤口需要植皮或覆盖皮瓣，则应咨询整形外科。

术前应评估膝关节的活动范围。有充分的文献记载，膝关节僵硬是胫骨平台骨折手术或非手术治疗后的常见并发症[3, 4, 16]。1/3 接受 ORIF 治疗的胫骨平台骨折患者因疼痛和僵硬而转换为 TKA[21]。膝关节挛缩的识别有助于规划必要的术中松解。尽管已证明 TKA 治疗创伤后关节炎可使膝关节活动范围增加 4°～18°，但应与患者讨论术后膝关节活动范围的预期，因为已显示术前膝关节活动范围是术后膝关节活动范围的最大决定因

素之一 [19, 20, 23, 29]。

考虑到胫骨平台骨折后韧带损伤的高发生率，应进行彻底的韧带检查 [12]。识别不稳定的侧副韧带将有助于指导关于植入物约束水平的决策。我们建议使用一种植入物系统，该系统可建立一个平衡的膝关节，恢复关节力线，并在尽可能少的约束下提供膝关节稳定性（图 9-2）。即使在影像学上无韧带损伤或明显骨缺损的表现，考虑到潜在的术中侧副韧带损伤或骨缺损并发症，翻修 TKA 植入系统需要在手术当天备用。

术前影像学检查应包括膝关节的 X 线片和负重位髋 - 踝关节 X 线片，以评估腿部力线和是否存在内固定物，并评估会使部件定位或长柄植入物的使用复杂化的关节外畸形。术中计算机导航在胫骨或股骨有内固定或关节外畸形的情况下有所帮助 [30]。膝关节 CT 不是必需的，但可用于排除平片上不容易发现的骨不连或骨缺损。

感染是该患者人群中的重要并发症，文献中的发生率为 3.2%～20%，高于原发性骨关节炎的 TKA 患者 [20-23, 26]。为此，应进行全面的术前病史询问和检查。感染风险包括任何伤口并发症、固定失败、骨不连、多次手术或开放性胫骨平台骨折史。除全血细胞计数外，考虑在手术前检测 C

反应蛋白和红细胞沉降率。对于有既往伤口愈合问题、胫骨不愈合或炎性标志物升高的患者，应进行穿刺和滑膜液培养。

关节周围内固定的存在可使手术方法复杂化，并且通常需要取出内固定物。术前规划应包括从 ORIF 向 TKA 进行一期或二期转换的决策。在文献中的大多数病例中，向 TKA 的转换是以一期进行的 [20-23, 31]。有一些证据表明，在 TKA 手术后，膝关节周围有 ORIF 病史和保留内固定可能会增加术后感染的风险 [32]。最近的研究表明，在 TKA 手术后，一期或二期手术感染率有升高的趋势，在先前的内固定被完全或部分保留的情况下，会出现更多的临床并发症，但这些结果没有达到统计学意义 [31, 33]。术前应常规去除内固定。其他因素包括既往感染史、当前感染的症状或体征并考虑患者的皮肤和软组织情况。

（五）手术入路与决策

如前所述，创伤后膝关节可能难以安全显露，必须采取预防措施降低伤口并发症的风险。对于未接受过膝关节手术的患者，建议采用标准中线切口。如果有手术史，应使用既往的切口，只要能对其进行修改以提供足够的显露即可 [16]。建议

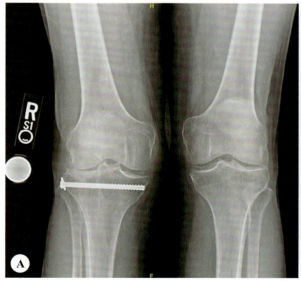
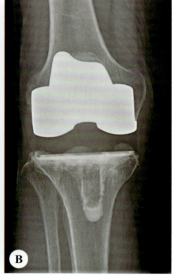
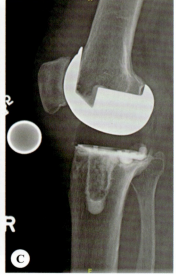

▲ 图 9-2　接受过螺钉固定治疗外侧胫骨平台骨折患者的站立位膝关节正位 X 线片（A）。患者患有创伤后关节炎，最明显的是外侧骨 - 筋膜室。术后正位（B）和侧位（C）X 线片显示，全膝关节置换术使用了后稳定植入物

使用最外侧的切口，因为这将避免中断外侧皮瓣的血液供应，因为外侧皮瓣可从膝关节的内侧获得足够的皮肤血液供应[16, 34]。如果存在横向瘢痕，则以 90° 交叉最为安全[16]。提起皮瓣时应轻柔，尽可能好地保护血液供应。

内侧髌旁入路是我们治疗膝关节的标准术式。接受过胫骨平台 ORIF 治疗的患者应行关节滑液培养。可能需要广泛松解髌沟、髌上囊和腱周炎内的瘢痕，以使髌骨翻转，从而实现充分的显露。为更多显露术野，如股四头肌剪断术、股骨上髁剥离术或胫骨结节截骨术，要防止伸肌机制医源性损伤。

在充分松解以获得足够的显露后，膝关节可以为关节成形术组件做好准备。与原发性 TKA 一样，这种情况下的目标是提供一个稳定的膝关节，恢复中立的力线以及矢状面和冠状面的平衡，保留关节线和胫骨后斜面，并获得正常的髌骨轨迹[35]。创伤后畸形愈合、不愈合、骨缺损、关节外畸形和韧带断裂成为恢复关节稳定的挑战。

行胫骨近端软组织骨膜松解，暴露内侧平台。

评估骨缺损和关节对位不良的程度。采用髓内导向器进行胫骨准备，有髓内固定装置或明显关节外畸形的情况下，需要髓外导向器或导航。术前模型有助于有计划的截骨，以恢复关节力线。如果胫骨近端内固定位于规划切口内，内固定将需要被完全或部分拆除。理想情况下，此操作应尽可能微创并纳入切口。如果需要，可以用金刚石刀切割内固定的近端，远端接骨板和螺钉可以保留；但必须彻底清除金属碎屑（图 9-3）。

然后评估侧副韧带的完整性，并指导植入物的约束水平。既往有韧带损伤、因充分显露过分松解，或由于关节内对位不良行胫骨或股骨大块截骨后韧带损伤，经常需要半约束或铰链式植入物。更多限制植入物的适应证为肥胖患者或神经病理性关节病患者（图 9-4）。胫骨截骨后，使用骨移植、骨水泥填充、金属套管或锥形体来解决骨缺损（图 9-5）。我们建议使用骨干接合杆，特别是存在骨质流失、使用较高约束植入物或需要绕过高应力的情况下。杆可分散胫骨近端的应力，这在因既往骨折导致缺损的情况下很重要[36]。阀

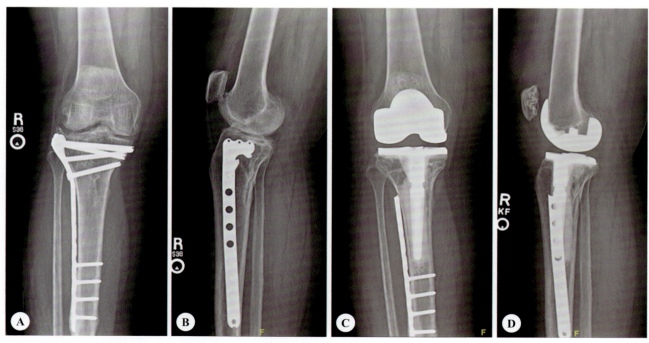

▲ 图 9-3　创伤后膝关节炎患者因外侧平台骨折行切开复位内固定术后的正位（A）和侧位（B）X 线片。术后正位（C）和侧位（D）X 线片显示使用了膝关节后稳定植入物。术中发现接骨板干扰了胫骨组件安放。使用金刚石刀切割并移除接骨板的近端部分，以避免将整个接骨板移除需要的更大创口（图片由 Dr. Erik Zeegen 提供）

杆耦合器可用于避免阀杆和部件错位，并在胫骨畸形的情况下最大限度地覆盖干骺端。采用全骨水泥技术或混合固定技术将骨干和胫骨组件进行骨水泥固定，或采用无骨水泥固定杆和干骺端组件[36]。这一决定通常取决于外科医生的偏好，但骨干骨的质量在技术选择中起一定作用。

植入假体后，进行膝关节运动学和稳定性的验证。由于 TKA 治疗胫骨平台骨折后的术后感染率显著较高[20-23, 26]，我们常规使用含万古霉素和妥布霉素的硫酸钙珠进行预防感染。在伤口闭合过程中，对刀口软组织分层闭合。建议使用关节内引流管和负压伤口敷料。术后允许患者在耐受的情况下负重进行全范围屈伸运动。在某些皮肤脆弱的患者中，可短期限制完全屈曲，以防止伤口裂开。

三、单室人工膝关节置换术

（一）适应证

胫骨平台骨折单独累及内侧或外侧平台时，会因关节内损伤和创伤后变性导致膝关节炎，是由关节畸形愈合后的受力不平衡引起的[37]。在有症状的单室股骨或胫骨关节炎病例中，单室膝关节成形术（unicompartmental knee arthroplasty，UKA）是一种可在特定患者中考虑的手术方式。创伤性关节炎患者选择 UKA 时要考虑的因素包括年龄、活动水平、关节炎等级、韧带稳定性和膝关节力线[38]。

有中度或重度单室创伤后关节炎影像学表现的患者被认为是轻度骨关节炎患者，可采用非手术或矫正性截骨术治疗[38]。在决定创伤后关节炎的 UKA 治疗方案或替代治疗方案时，需考虑患者年龄和活动能力。虽然有人认为较年轻（即不到 50 岁）和较活跃的患者翻修的风险较高，但最近的研究对此提出了质疑，显示翻修率低于之前的报道[39, 40]。在一项对胫骨平台骨折后因创伤后关节炎接受外侧骨 – 筋膜室 UKA 治疗的患者研究中，患者的平均年龄为 50 岁，范围为 25—67 岁[41]。

需要考虑的其他因素是膝关节的畸形程度。通常内翻或外翻超过 15° 的膝关节是禁忌证，但决策的主要因素应是检查膝关节畸形是否可以矫正。

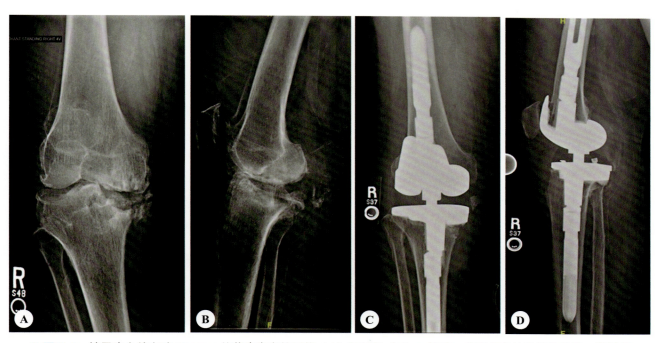

▲ 图 9–4　糖尿病合并右膝 Charcot 关节病患者的正位（A）和侧位（B）X 线片。由于存在神经性关节病，使用了铰接式全膝关节置换术系统，以防止在使用较低水平约束时在该患者群体中出现的术后不稳定性。为了解决内侧骨丢失问题，对胫骨内侧基板进行了增厚处理。术后正位（C）和侧位（D）X 线片

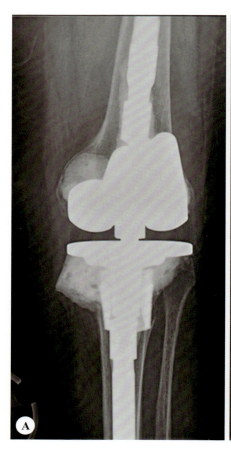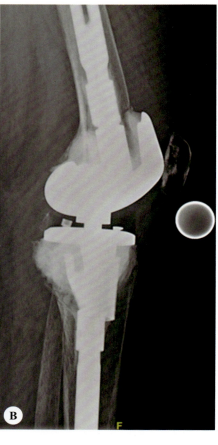

◀ 图 9-5　使用铰接式全膝关节置换术植入物时膝关节的正位（A）和侧位（B）X线片。术中发现患者股骨和胫骨严重骨质流失。使用胫骨干骺端锥形体和周缘骨水泥填充来解决缺损

如果检查时无法纠正，则需要软组织松解，这可能会导致膝关节不稳定[42]。前交叉韧带（Anterior cruciate ligament，ACL）的完整性也是 UKA 的一项要求，因 ACL 损伤的膝关节已证明具有较高的股骨后滚率和运动学改变，这可能会导致较高的失败率或衬垫磨损[38, 39, 42]。

（二）术后结果

针对 UKA 治疗胫骨平台骨折后创伤性关节炎的疗效研究有限[41, 43, 44]。这些研究包括接受外侧 UKA 的患者，这与胫骨平台骨折大多累及外侧胫骨平台的事实一致[41, 43, 44]。术后膝关节评分较术前增加，功能得到改善[41, 43, 44]。术后活动范围与创伤后关节炎 TKA 术后活动范围一致[19, 20, 23, 41]。与术前测量相比，最终随访时的外翻畸形得到显著改善[43]。在一项研究中显示假体存活率在 5 年和 10 年随访时为 100%，15 年随访时为 80%[41]。

在一项针对原发性膝关节骨性关节炎与创伤性膝关节骨性关节炎的外侧 UKA 对比研究中，原发性骨关节炎组术后功能明显更好[44]。然而，在最近的一项研究中，术后膝关节评分或 9 年假体存活率无显著差异（两组均为 92%）[43]。

关于这一课题的少量数据表明，胫骨平台骨折导致的创伤性关节炎行 UKA 的病例是少见的。然而这些研究表明，恰当的选择患者，胫骨平台骨折后创伤性关节炎行 UKA 是一种改善膝关节功能和力线的有效治疗方法，总体翻修率较低。需要进一步研究以更好地阐明原发性骨关节炎与 UKA 治疗相比的结果差异。

（三）术前规划和手术方法

术前检查和规划与准备 TKA 治疗创伤性膝关节炎相似。由于既往瘢痕或切口可能影响手术入路，因此需要进行体格检查进行评估。对这些患者进行韧带检查很重要，因为 ACL 断裂被认为是 UKA 的禁忌证。应进行膝关节力线评估，重点确

定内翻 / 外翻对位是否可矫正至中立位。如前所述，如果膝关节畸形无法矫正，则可能需要更大范围的松解，这可能会影响 UKA 的稳定。

术前影像学检查包括膝关节负重 X 线片，以对关节炎程度进行分类，并排除多室性关节炎。站立位的髋至踝关节 X 线片也有助于计算关节对齐不良的程度，并识别膝关节上方或下方的任何关节外畸形或内固定。此外，还可进行应力 X 线片评估膝关节畸形是否可矫正。如果担心出现骨不连合或显著骨量丢失，可考虑 CT 检查。如果 ACL 或侧副韧带的完整性有问题，也可考虑进行 MRI；然而，ORIF 内固定的存在可能导致显著的伪影。

植入物的选择基于外科医生对固定与活动衬垫的偏好。目前对创伤性关节炎的外侧 UKA 研究主要采用了固定衬垫。UKA 常规采用固定衬垫，避免了活动衬垫脱位的风险。正如任何关节成形术，手术备份设备和植入物。如果需要转换到 TKA，保证设备和植入物随时可用。

UKA 手术的切口取决于外科医生的偏好以及要更换的股骨胫骨腔室。可以使用标准的中线切口，也可以将切口向外侧或内侧平移。内侧髌旁关节切开术或股中入路通常用于内侧 UKA。有报道称内侧或外侧髌旁关节切开术，在进行外侧 UKA 时可进入外侧腔室 [42, 44]。进入关节后，评估对侧股骨、胫骨和髌股腔室的关节炎程度，以确定是否继续进行 UKA 或 TKA 手术。

移除任何内固定的决定是基于其是否会干扰胫骨截骨。内固定移除应以轻柔的方式进行，以避免术后伤口并发症。然后评估胫骨的骨缺损程度。骨缺损应相对较小；否则，应考虑 TKA。骨缺损可用股骨截骨的自体骨填充。在平台粉碎或塌陷的情况下，有报道使用带加强螺钉的骨移植物来支撑软骨下骨 [41]。一旦重建了稳定的平台，就可以放置试验部件。然后，在将最终部件固定到位之前，测试膝部稳定性和运动。术后，允许这些患者在耐受的情况下负重进行全范围运动。

病例 9-1

(1) 当前病史

患者女性，53 岁，因右膝不适来门诊就诊。患者在 8 个月前从梯子上摔下，出现闭合性 Schatzker Ⅵ 型胫骨平台骨折。患者在外部医院接受了外固定治疗，大约 4 周后进行了最终固定。她否认有任何翻修手术或感染。她能够用拐杖负重，但主诉膝不稳定和明显的膝关节疼痛。她的临床 X 线片显示粉碎性平台骨折，经内侧和外侧接骨板固定（图 9-6 A 和 B）。体格检查显示，她的胫骨内侧和外侧近端切口愈合良好。胫骨结节明显突出，软组织菲薄。被动膝关节的活动范围限制在 10°～85°。她的股四头肌肌力只有 4/5 和 15° 的伸展受限。对膝关节施加内翻和外翻应力时有明显的松弛，无明显应力点。

(2) 术前规划

在此类病例中，计划进行 TKA 治疗时，伴有严重的粉碎性骨折、关节力线不齐、疼痛、关节不稳定和软组织受损，建议采用分期手术方法。在拆除内固定之前，进行 CT 扫描以确认骨折愈合。使用先前的切口，尽可能微创地进行内固定移除（图 9-6 C 和 D）。术中细菌培养结果呈阴性。患者一直表现良好直至在内固定移除约 6 周后，她因肿胀和疼痛而到外院就诊。外院根据 MRI 检查结果认为她患有骨髓炎，并开始进行静脉注射抗生素治疗。她再次来我院就诊，发现 ESR 和 CRP 升高，伴关节持续疼痛和肿胀。关节穿刺细菌培养结果为阴性，滑膜白细胞计数在正常范围内。超声检查显示未见深静脉血栓。出于对可能感染的考虑，决定进行两阶段 TKA 试验，在进行最终部件放置前放置抗生素间隔物。

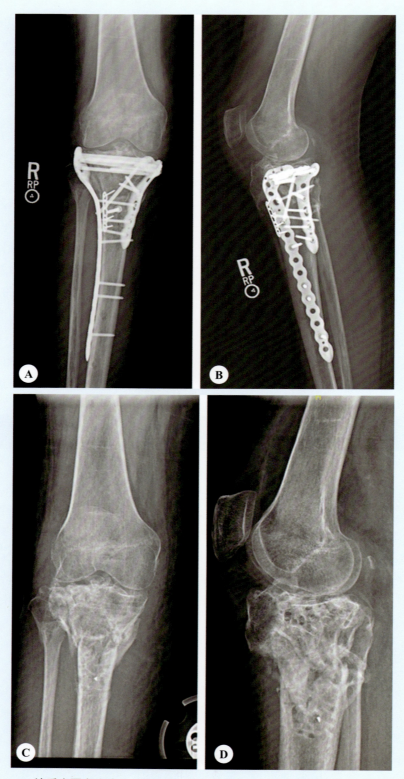

▲ 图 9-6　接受内固定治疗的 **Schatzker** Ⅵ 型胫骨平台骨折患者的正位（**A**）和侧位（**B**）X 线片。膝关节内侧和外侧有严重的创伤性关节病。已为计划的分阶段重建进行了内固定移除。膝关节正位（**C**）和侧位（**D**）X 线片显示创伤性关节炎和畸形愈合

(3) 抗生素间隔物放置

术前，做了术前模型，以估计植入物的大小。根据影像学和体格检查结果，我们预计最终将需要一个铰链式 TKA。考虑到未来的 TKA 手术，采用了中线切口，而不是采用内侧或外侧切口。行内侧髌旁关节切开术。送滑液培养。考虑到感染的可能性，进行了广泛滑膜切除术。组织样本也被送培养。我们选择行关节抗生素间隔术，以尽可能保留膝关节的活动范围。股骨和胫骨采用导向设备截骨。还切除了髌骨，为将来的表面置换做准备。使用稀释的碘附进行彻底冲洗，然后使用脉冲冲洗器冲洗。把每个组件进行尺寸调整与术前模型一致。使用万古霉素和妥布霉素混合的接合剂的一次性间隔模具来固定股骨和胫骨组件（图 9-7）。避免间隔物过大，以防止对伤口造成过大的张力。将混有万古霉素和妥布霉素的硫酸钙小球置于关节内。逐层闭合创口。使用负压伤口敷料。术后，使用助行器使患者足趾负重行走。术后培养物长出了痤疮角质细菌。传染病咨询师建议静脉注射抗生素，疗程 6 周。

(4) TKA 程序

在植入 TKA 植入物之前，在为期 2 周的抗生素停用后对膝关节进行了穿刺抽吸。穿刺的培养物为阴性。放置骨水泥垫片 3 个月后，切口愈合。膝关节活动范围限制为 45° 屈曲，伸肌机制保持完整。在手术日期前进行了一次额外的膝关节抽吸，再次证实没有关节内感染的证据。炎症标志物已恢复正常。

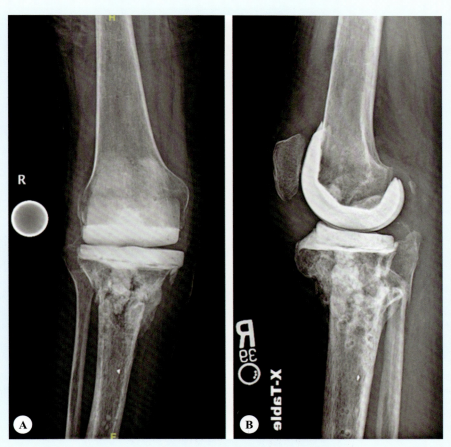

▲ 图 9-7　在感染情况下，接受抗生素骨水泥垫片放置以进行计划的两阶段植入物重建患者的正位（A）和侧位（B）X 线片。使用一次性垫片模具来制造这种铰接式抗生素骨水泥垫片

采用以往的中线切口和髌旁内侧关节切开术。发现膝关节异常僵硬，由于髌骨半脱位术野受限。鉴于我们计划采用铰接假体，我们从内侧和外侧髁上广泛松解软组织，以便在不损伤伸肌机构的情况下暴露术野。不需要胫骨结节截骨术。使用骨凿移除抗生素隔离物。使用锉对所有切割的骨表面进行骨清创术。髓腔用柔性扩髓器扩髓。髓腔和关节用稀释的碘附冲洗，然后用大量盐水冲洗。然后，我们铺新的无菌单，并进行手套和手术服的更换，然后在清洁托盘进行重建。

为胫骨骨干准备骨干固定压合杆，以便绕过先前的骨折部位和大多数远端螺钉孔。额外切除2mm 的胫骨近端，以更新计划植入的骨表面。在胫骨近端干骺端观察到瘢痕连接，导致干骺端相对于骨干的位置不齐。阀杆偏移需要连接器适当地放置胫骨假体。需要横向和纵向增加胫骨，以保持关节力线。然后转向股骨准备。重新检查了股骨切口，以更新切口表面。考虑到铰接植入物的约束，制备了一个长杆。在对股骨组件进行试验后，根据软组织张力选择了插入物厚度。根据测量的切口切割并准备髌骨。发现膝关节达到了完全的张力和 105° 屈曲，髌骨轨迹正常。

移除试验组件。在制备水泥前，给止血带充气。混合水泥的胫骨组件采用固定技术。将杆压入，从偏置连接器的水平位置到胫骨托使用骨水泥。然后将股骨和髌骨部分用水泥固定到位。一旦水泥固化，使用适当的嵌入尺寸构建铰链结构。膝关节稳定，恢复了活动范围。进行最后一次冲洗。在伤口闭合前，将含有万古霉素和妥布霉素的硫酸钙珠放入关节中（图 9-8）。使用了负压伤口敷料。术后，允许患者完全负重，并鼓励其进行全范围运动。

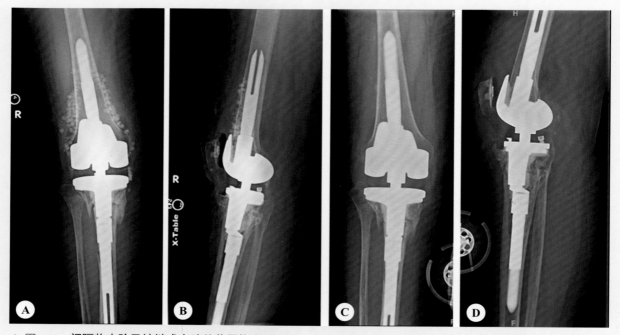

▲ 图 9-8　间隔物去除及铰链式全膝关节置换术后正位（A）和侧位（B）X 线片。行混合植入物固定。考虑到感染史，在伤口闭合前放置含有万古霉素和妥布霉素的硫酸钙珠用于预防感染。术后 3 个月，膝关节正位（C）和侧位（D）X 线片显示全膝关节置换术固定良好，排列整齐。硫酸钙珠已被吸收，成像时未见显影

四、Sassoon 的提示和技巧

- 在遇到疑难病例的情况下准备 A、B 和 C 三个方案。手术室需要备有不同限制程度的植入物。
- 显露是防止伸肌装置损伤的关键。如果无法

获得足够的显露，应考虑胫骨结节截骨术。

- 当副韧带因既往损伤而失去作用，膝关节需要一个铰链假体时，可以松解股骨和胫骨周围的软组织，这些松解可以充分显露术野，从而无须进行胫骨结节截骨术。

参 考 文 献

[1] Wang Y, Luo C, Zhu Y, et al. Updated three-column concept in surgical treatment for tibial plateau fractures –a prospective cohort study of 287 patients. *Injury*. 2016;47(7):1488–1496.

[2] Malviya A, Reed MR, Partington PF. Acute primary total knee arthroplasty for peri-articular knee fractures in patients over 65 years of age. *Injury*. 2011;42(11):1368–1371.

[3] Ali AM, El-Shafie M, Willett KM. Failure of fixation of tibial plateau fractures. *J Orthop Trauma*. 2002;16(5):323–329.

[4] Rozell JC, Vemulapalli KC, Gary JL, Donegan DJ. Tibial plateau fractures in elderly patients. *Geriatr Orthop Surg Rehabil*. 2016;7(3):126–134.

[5] Bohm ER, Tufescu TV, Marsh JP. The operative management of osteoporotic fractures of the knee: to fix or replace? *J Bone Joint Surg Br*. 2012;94(9):1160–1169.

[6] Seo H, Lee GJ, Shon HC, et al. Factors affecting compliance with weight-bearing restriction and the amount of weight-bearing in the elderly with femur or pelvic fractures. *Ann Rehabil Med*. 2020;44(2):109–116.

[7] Parratte S, Ollivier M, Argenson JN. Primary total knee arthroplasty for acute fracture around the knee. *Orthop Traumatol Surg Res*. 2018;104(1S):S71–S80.

[8] Wong MT, Bourget-Murray J, Johnston K, Desy NM. Understanding the role of total knee arthroplasty for primary treatment of tibial plateau fracture: a systematic review of the literature. *J Orthop Traumatol*. 2020;21(1):7.

[9] Scuderi GR, Bourne RB, Noble PC, Benjamin JB, Lonner JH, Scott WN. The new Knee Society Knee Scoring System. *Clin Orthop Relat Res*. 2012;470(1):3–19.

[10] Haufe T, Förch S, Müller P, Plath J, Mayr E. The role of a primary arthroplasty in the treatment of proximal tibia fractures in orthogeriatric patients. *Biomed Res Int*. 2016;2016:6047876.

[11] Pitta M, Esposito CI, Li Z, Lee YY, Wright TM, Padgett DE. Failure after modern total knee arthroplasty: a prospective study of 18,065 knees. *J Arthroplasty*. 2018;33(2):407–414.

[12] Stannard JP, Lopez R, Volgas D. Soft tissue injury of the knee after tibial plateau fractures. *J Knee Surg*. 2010;23(4):187–192.

[13] Hsu J, Pappas N, Lee GC. A systematic approach to simultaneous periarticular fracture fixation and primary non-hinged knee replacement in patients with comminuted periarticular fractures about the knee. *Curr Orthop Pract*. 2011;22(6):567–572.

[14] Anderson JA, Sculco TP. Implant selection in revision total knee replacement. *Techn Orthop*. 2011;26(2):94–98.

[15] Samson AJ, Hamilton DF, Loh B, MacPherson G, Burnett R. Optimizing posterior condylar offset and joint line restoration in revision total knee arthroplasty using a contemporary implant system. *Techn Orthop*. 2019;34(2):e5–e8.

[16] Stevenson I, McMillan TE, Baliga S, Schemitsch EH. Primary and secondary total knee arthroplasty for tibial plateau fractures. *J Am Acad Orthop Surg*. 2018;26(11):386–395.

[17] Pinter Z, Jha AJ, McGee A, et al. Outcomes of knee replacement in patients with posttraumatic arthritis due to previous tibial plateau fracture. *Eur J Orthop Surg Traumatol*. 2020;30(2):323–328.

[18] Dy CJ, Marx RG, Bozic KJ, Pan TJ, Padgett DE, Lyman S. Risk factors for revision within 10 years of total knee arthroplasty. *Clin Orthop Relat Res*. 2014;472(4):1198–1207.

[19] Saleh KJ, Sherman P, Katkin P, et al. Total knee arthroplasty after open reduction and internal fixation of fractures of the tibial plateau: a minimum five-year follow-up study. *J Bone Joint Surg Am*. 2001;83(8):1144–1148.

[20] Parratte S, Boyer P, Piriou P, et al. Total knee replacement following intra-articular malunion. *Orthop Traumatol Surg Res*. 2011;97(suppl 6):S118–S123.

[21] Scott CE, Davidson E, MacDonald DJ, White TO, Keating JF. Total knee arthroplasty following tibial plateau fracture: a matched cohort study. *Bone Joint J*. 2015;97–B(4):532–538.

[22] Shearer DW, Chow V, Bozic KJ, Liu J, Ries MD. The predictors of outcome in total knee arthroplasty for post-traumatic arthritis. *Knee*. 2013;20(6):432–436.

[23] Abdel MP, von Roth P, Cross WW, Berry DJ, Trousdale RT, Lewallen DG. Total knee arthroplasty in patients with a prior tibial plateau fracture: a long-term report at 15 Years. *J Arthroplasty*. 2015;30(12):2170–2172.

[24] Chan DB, Jeffcoat DM, Lorich DG, Helfet DL. Nonunions around the knee joint. *Int Orthop*. 2010;34(2):271–281.

[25] Kress KJ, Scuderi GR, Windsor RE, Insall JN. Treatment of nonunions about the knee utilizing custom total knee arthroplasty with press-fit intramedullary stems. *J Arthroplasty*. 1993;8(1):49–55.

[26] Lizaur-Utrilla A, Collados-Maestre I, Miralles-Muñoz FA, Lopez-Prats FA. Total knee arthroplasty for osteoarthritis secondary to fracture of the tibial plateau. A prospective matched cohort study. *J Arthroplasty*. 2015;30(8):1328–1332.

[27] Wasserstein D, Henry P, Paterson JM, Kreder HJ, Jenkinson R. Risk of total knee arthroplasty after operatively treated tibial plateau fracture: a matched-population- based cohort study. *J Bone Joint Surg Am*. 2014;96(2):144–150.

[28] Roffi RP, Merritt PO. Total knee replacement after fractures about the knee. *Orthop Rev*. 1990;19(7): 614–620.

[29] Marczak D, Synder M, Sibiński M, Okoń T, Kowalczewski J. One-stage total knee arthroplasty with pre-existing fracture deformity: post-fracture total knee arthroplasty. *J Arthroplasty*. 2014;29(11): 2104–2108.

[30] Tigani D, Masetti G, Sabbioni G, Ben Ayad R, Filanti M, Fosco M. Computer-assisted surgery as indication of choice: total knee arthroplasty in case of retained hardware or extra-articular deformity. *Int Orthop*. 2012;36(7):1379–1385.

[31] Pinter Z, Jha AJ, McGee A, et al. Outcomes of knee replacement in patients with posttraumatic arthritis due to previous tibial plateau

fracture. *Eur J Orthop Surg Traumatol*. 2020;30(2):323–328.

[32] Suzuki G, Saito S, Ishii T, Motojima S, Tokuhashi Y, Ryu J. Previous fracture surgery is a major risk factor of infection after total knee arthroplasty. *Knee Surg Sports Traumatol Arthrosc*. 2011;19(12): 2040–2044.

[33] Manrique J, Rasouli MR, Restrepo C, et al. Total knee arthroplasty in patients with retention of prior hardware material: what is the outcome? *Arch Bone Jt Surg*. 2018;6(1):23–26.

[34] Osei DA, Rebehn KA, Boyer MI. Soft-tissue defects after total knee arthroplasty: management and reconstruction. *J Am Acad Orthop Surg*. 2016;24(11):769–779.

[35] Tanzer M, Makhdom AM. Preoperative planning in primary total knee arthroplasty. *J Am Acad Orthop Surg*. 2016;24(4):220–230.

[36] Kang SG, Park CH, Song SJ. Stem fixation in revision total knee arthroplasty: indications, stem dimensions, and fixation methods. *Knee Surg Relat Res*. 2018;30(3): 187–192.

[37] Phen HM, Schenker ML. Minimizing posttraumatic osteoarthritis after high-energy intra-articular fracture. *Orthop Clin North Am*. 2019;50(4):433–443.

[38] Deschamps G, Chol C. Fixed-bearing unicompartmental knee arthroplasty. Patients' selection and operative technique. *Orthop Traumatol Surg Res*. 2011;97(6): 648–661.

[39] Kuipers BM, Kollen BJ, Bots PC, et al. Factors associated with reduced early survival in the Oxford phase Ⅲ medial unicompartment knee replacement. *Knee*. 2010;17(1):48–52.

[40] Greco NJ, Lombardi Jr AV, Price AJ, Berend ME, Berend KR. Medial mobile-bearing unicompartmental knee arthroplasty in young patients aged less than or equal to 50 years. *J Arthroplasty*. 2018;33(8):2435–2439.

[41] Lustig S, Parratte S, Magnussen RA, Argenson JN, Neyret P. Lateral unicompartmental knee arthroplasty relieves pain and improves function in posttraumatic osteoarthritis. *Clin Orthop Relat Res*. 2012;470(1):69– 76.

[42] Ollivier M, Abdel MP, Parratte S, Argenson JN. Lateral unicondylar knee arthroplasty (UKA): contemporary indications, surgical technique, and results. *Int Orthop*. 2014;38(2):449–455.

[43] Romagnoli S, Vitale JA, Marullo M. Outcomes of lateral unicompartmental knee arthroplasty in post-traumatic osteoarthritis, a retrospective comparative study. *Int Orthop*. 2020;44(11):2321–2328.

[44] Sah AP, Scott RD. Lateral unicompartmental knee arthroplasty through a medial approach. Surgical technique. *J Bone Joint Surg Am*. 2008;90(suppl 2, pt 2):195–205.

相 关 图 书 推 荐

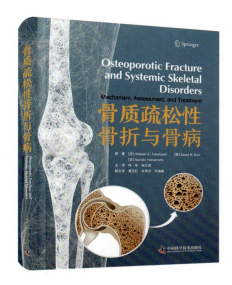

原著 （日）高桥荣明等

主译 林 华 徐又佳

定价 358.00 元

本书引进自 Springer 出版社，由国际骨科专家 Hideaki E. Takahashi、David B. Burr、Noriaki Yamamoto 联袂编写。著者针对骨质疏松、骨质疏松性骨折及全身骨骼疾病，从骨骼生长发育和病变修复的基本机制、基本理论开始，展示了不同情况下骨骼及其代谢的组织形态学测量、影像学评估、生化检测和临床评价等多种方法的选择和应用，详细分析了骨骼微损伤和骨折的发生原因及发展过程，强调在骨折治疗时，一定要注重骨质疏松症的治疗，同时不能忽略对跌倒的干预，尤其是针对肌少症的治疗。此外，书中还介绍了骨质疏松性髋部骨折和骨质疏松性椎体骨折的围术期干预、手术治疗及其后管理的内容。全书共八篇 38 章，内容全面、系统，可供骨质疏松相关性骨病的临床医生及研究人员阅读参考。

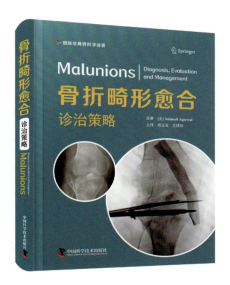

原著 [美] Animesh Agarwal 等

主译 杨运发 王建炜

定价 298.00 元

本书引进自 Springer 出版社，由骨折畸形愈合诊治经验丰富的专家领衔编写，是一部有关骨折畸形愈合方面的经典著作。本书全面介绍了畸形愈合的诊断、评估和管理；详细介绍了当前的治疗原则、手术技术和应对具有挑战性临床情况的方法；针对不同骨折畸形愈合给出了不同的治疗方案，为有效解决此类问题提供了参考。本书的特色在于先概述了畸形愈合的原理，然后按解剖区域划分，提供了基于证据的建议、病例及首选治疗方法，其中包括锁骨、近端和肱骨远端、手和腕部、股骨近端和远端、胫骨和脚踝、骨盆和髋臼，还讨论了假体周围和关节置换等特殊情况。本书配图丰富，阐释简洁，专业性强，有助于国内相关专业医师开阔视野、拓展思路，全面掌握骨折畸形愈合的诊治理念和关键技术，适合创伤骨科、矫形外科各级医师阅读参考。

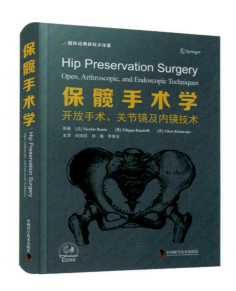

原著　[法] Nicolas Bonin 等

主译　欧阳侃　徐　雁　李春宝

定价　198.00 元

本书引进自 Springer 出版社，是一部全面介绍保髋手术的经典著作。全书共六篇，从不同解剖部位入手，系统描述了开放手术、关节镜手术和内镜手术的各项保髋操作，阐明了众多重要概念和技巧。书中所述内容均基于真实病例及术者经验，同时配有多张手术前后高清照片，使得手术步骤阐释简明易懂。本书以先进的现代技术和健全的临床研究为基础，为临床医生提供了丰富的资源，每章章末均附有"要点与技巧"，这是著者在大量实践和创新基础上的理论总结，对国内从事骨科临床工作的医生大有裨益。本书内容实用、阐释简明、图片丰富，既可作为住院医生和入门骨科医生的指导书，又可作为中、高级别骨科医生了解新技术的参考书。

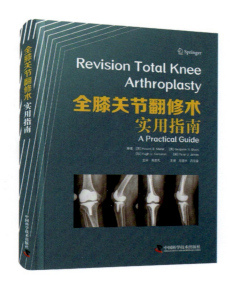

原著　[英] Hosam E. Matar 等

主译　左建林　吕佳音

定价　248.00 元

本书引进自 Springer 出版社，拥有十分完整、清晰的翻修理论和实践体系。全书共 20 章，从初次 TKA 的核心理念入手，系统介绍了复杂初次全膝关节置换术及疼痛评估、全膝关节翻修术的适应证、手术显露及如何去除固定良好的假体，重点阐述了外科重建的原则，对固定技术、限制性髁翻修假体的运动学实用观点、旋转铰链假体、挽救性全膝关节翻修系统、感染管理、整形手术、膝关节翻修术中陈旧性髌骨脱位的处理策略、伸膝装置障碍与同种异体移植重建、关节置换角度看膝关节假体周围骨折、膝关节翻修术的死亡率、如何开始膝关节翻修术等问题进行了补充说明，并分享了个人在膝关节翻修手术方面的宝贵经验。本书重点突出、层次分明、阐释简洁，是翻修理论、技术和操作的集大成者，对于中、高级骨科医生来说是一部真正的实用指南。